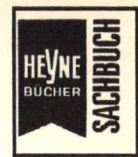

HEYNE
BÜCHER

SACHBUCH

Denys Ribas

Autismus

Ein Blick über die
Mauer aus Schweigen

Aus dem Französischen von
Michael Fischer und Anne Löhr

Deutsche Erstausgabe

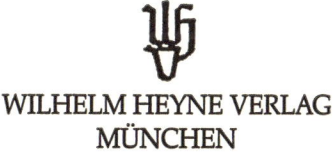

WILHELM HEYNE VERLAG
MÜNCHEN

HEYNE SACHBUCH
Nr. 19/372

Titel der französischen Originalausgabe:
UN CRI OBSCUR
L'ÉNIGME DES ENFANTS AUTISTES
Erschienen 1992 bei Calmann-Lévy, Paris

Redaktion: Redaktionsbüro Dr. Andreas Gößling, München

Copyright © 1992 by Calmann-Lévy
Copyright © 1995 der deutschen Ausgabe
by Wilhelm Heyne Verlag GmbH & Co. KG, München
Printed in Germany 1995
Umschlagillustration: Bavaria Bildagentur/Stock Image, Gauting
Umschlaggestaltung: Atelier Adolf Bachmann, Reischach
Satz: MPM, Wasserburg
Druck und Verarbeitung: Ebner Ulm

ISBN 3-453-08759-3

Inhalt

Einleitung

Noch gibt es einen unbekannten Faktor in der Kenntnis, die der Mensch von sich selber hat: das Rätsel der Geburt unserer Person, des Erwachens unseres Geistes. Einige wenige Kinder, ungefähr vier von zehntausend, verirren sich dort während dieser Phase. Man sagt von ihnen, sie seien von frühkindlichem Autismus betroffen.

Ein autistisches Kind ist oft schön: Nichts unterscheidet es äußerlich von den anderen. Aber die Begegnung mit ihm ruft Angst und Ratlosigkeit hervor: Es scheint den anderen nicht wahrzunehmen. Offensichtlich gleichgültig gegenüber seiner Umgebung, lebt es nur in seiner Welt. Anstrengungen, die man unternimmt, um sein Interesse zu wecken, sind vergeblich. Es hat keinen Blickkontakt mit anderen Menschen, wozu sonst ein Kind von wenigen Wochen fähig ist. Es scheint völlig von sich wiederholenden Gesten oder Aktivitäten in Anspruch genommen zu sein, wie etwa davon, seine Finger vor den Augen zu bewegen, mit außergewöhnlicher Geschicklichkeit alle Gegenstände, die in seiner Reichweite sind, um sich kreisen zu lassen oder sich mit leerem Blick vor und zurück zu wiegen. Nimmt man gedankenverloren einen Gegenstand zur Hand, den es liegengelassen hat, wird das Kind, das einen noch in der Sekunde zuvor nicht gesehen hat, von einer Wahnsinnswut ergriffen, wirft sich unter lautem Gebrüll auf den Boden, zerkratzt sich oder reißt sich die Haare aus. Es weint nicht, es schreit einen fürchterlichen Schmerz hinaus. Man versucht, es in den Arm zu nehmen, um es zu beruhigen, und das scheint sein Leiden nur noch zu verdoppeln.

Im selben Moment fühlt man sich zugleich verantwortlich, selber verstört und auf tragische Weise ohnmächtig vor diesem Wesen, das nun so lebhaft ist, wie es vorher unzugänglich war.

Um die Erforschung dieses Geheimnisses darzustellen, begrenzen wir uns auf die Geschichte und die Behandlung von zwei kleinen Kindern in einer modernen Tagesklinik, von Lili und Fabien.

Was ist eine Tagesklinik für Kinder?

Eine Klinik ist eine Stätte der Fürsorge, hier der kinderpsychiatrischen Betreuung. Sie bietet die Möglichkeit, sich tagsüber um ein Kind zu kümmern, ohne es von seinen Eltern zu trennen, zu denen es abends zurückkehrt, was für das Kind eine wohltuende Behandlung ist. Das Kind geht zur gleichen Zeit in die Tagesklinik wie ein anderes Kind zur Schule. Wie es in Frankreich die sogenannte »Bezirks«-Politik vorsieht, sind Tageskliniken kleine Einheiten in der Stadt, oft sogar in dem Wohnviertel des Kindes. Sie ergänzen die Pflege, die man in einer Poliklinik erhält oder in einem medizinisch-psychopädagogischen Zentrum, wohin man zu Beratungen oder Sitzungen geht, und durch die gemeinsame Unterstützung, die ein Gruppenleben in einem erzieherischen und therapeutischen Rahmen bietet, ermöglichen sie eine viel intensivere Pflege.

Die Tageskliniken nehmen sehr unterschiedliche Kinder auf, deren Gemeinsamkeit in der Intensität – nicht in der Art – ihrer psychischen Störung liegt. Einige Kinder, deren starke Erregung sie daran hindert, sich zu entwickeln oder in der Schule erworbene Kenntnis umzusetzen, kommen dort mit extrem gehemmten Kindern zusammen, die den ganzen Tag über, bewegungslos wie Standbilder, brav in der Klasse sitzen bleiben.

Die Kinder, die man »psychotisch« nennt und deren Kommunikation mit anderen sehr gestört ist, profitieren besonders von dieser Behandlung. Die autistischen Kinder, mit denen wir uns hier befassen, kommunizieren zu Beginn ihrer Behandlung überhaupt nicht, sie leiden also unter einer besonders schweren Form der Psychose.

Die Tagesklinik für Kinder, für die ich verantwortlich bin, wird von der »Entraide universitaire« verwaltet (ein Zweig der Kinderunfallversicherung »Accidents Elèves« der Pariser Region). Es handelt sich um eine 1978 von Dr. Francine Klein gegründete gemeinnützige Einrichtung, die mit der Sektion der Kinder- und Jugendpsychiatrie ein Abkommen geschlossen hat. Ihre Besonderheit besteht darin, daß sie kleine Kinder bereits ab zwei Jahren aufnimmt, um so früh wie möglich einzugreifen. Wir betreuen sie vom Kindergartenalter an bis zu ihrem achten Lebensjahr. In diesem Rahmen, der immer noch zu eng ist, um wirklich menschlich zu sein, kümmern wir uns täglich um fünfzehn Kinder. Um den Bruch mit dem normalen Leben zu vermeiden, besuchen die, die dazu in der Lage sind, neben der Tagesklinik auch den Kindergarten. Durch diese Halbtagsbesuche ist es möglich, mehr Kinder zu betreuen, nämlich insgesamt zwanzig.

Schließlich ist auch unser Bezug zur Psychoanalyse ein besonderer, da die Psychoanalytiker einen Teil ihrer Zeit auf den alltäglichen Umgang mit den Kindern verwenden und eine eigene, der Institution zugehörige Psychoanalytikerin in Gruppenprozesse eingreift.

Der Tag eines Kindes in der Tagesklinik

Zunächst ist es das Leben in einer Kindergruppe, die von mehreren Erwachsenen – Erziehern, Krankenschwester, Lehrerin – betreut wird. Die Mahlzeiten werden gemeinsam eingenommen. Aktivitäten, darunter auch einige, die draußen stattfinden, werden in kleinen Gruppen organisiert. Logopädischer Unterricht, psychomotorische Therapien, analytische Psychotherapien sind je nach den Fallerfordernissen eines jeden Kindes möglich. Bei ihrer Ankunft können einige Kinder nicht laufen, viele sind nicht sauber, und wegen ihrer Ängste oder ihrer Aggressivität würden sie eigentlich pro Person einen Betreuer erfordern. All diese Kinder, deren Gemeinsamkeit darin besteht, daß sie keine Gruppenbeziehungen knüpfen können, einen Tag gemeinsam verleben zu lassen, bedeutet eine permanente Herausforderung, aber auch ein wesentliches Element unserer Therapie.

Ein psychoanalytischer Blick auf den Autismus

Nachdem der Autismus in den vierziger Jahren in den USA von Leo Kanner entdeckt worden war – wir werden auf die Genauigkeit seiner klinischen Beschreibungen, die an Aktualität nichts verloren haben, noch zurückkommen –, beschäftigten sich dort Psychoanalytiker mit dem kindlichen Autismus – zuerst Margaret Mahler, später dann Bruno Bettelheim. Dessen Bücher führten dazu, daß der Autismus in Frankreich entdeckt wurde. Heute wird Bettelheim in den Vereinigten Staaten von Fachleuten und den Verbänden der Eltern von Autisten heftig kritisiert, die ihm nicht verzeihen, daß er die Verantwortung für die fehlende psychische Geburt des Kindes den Eltern zuschreibt. Einhergehend mit dieser Kritik, die sich mit fort-schreitenden Kenntnissen über den Autismus als berech-tigt erwiesen hat, verweigern sie jegliches psychoanalyti-sche Verständnis, und »indem sie das Kind mit dem Bade ausschütten«, berauben sie sich der tiefen Ehrfurcht vor der Einzigartigkeit jeder menschlichen Psyche, die die Psy-choanalyse definiert. Dennoch konnten besonders in Eng-land Analytiker wie Frances Tustin und Donald Meltzer große Fortschritte erzielen. Ohne auch nur entfernt end-gültige Antworten zu geben, werfen ihre Arbeiten außer-gewöhnliche Fragen nach den Anfängen des geistigen Lebens des Menschen auf. Wahrscheinlich lösen sie aus diesem Grunde heftige, mit wirklich wissenschaftlichem Denken unvereinbare Reaktionen hervor: Die Vorstellung vom Menschen wird in Frage gestellt. Die Existenz von kleinen Patienten jedoch, ihre Schmerzensschreie und die Undurchdringlichkeit ihres Leidens, sollte uns zu einer Haltung führen, die gleichzeitig durch Bescheidenheit wie durch den Ehrgeiz, sie zu verstehen, geprägt ist: Wir sollten uns dem Unbekannten stellen.

Fabien und Lili

Fabien

Ein kleiner schlafwandlerischer Junge landet, von seinen Eltern begleitet, in meinem Büro in der Tagesklinik. Er ist dreieinhalb, schön und fremdartig mit seinen etwas abstehenden, ziemlich anrührenden Ohren. Er bleibt sehr vorsichtig, zeigt aber eine gewisse Neugier für diese unbekannte Welt. Er ist klein und sehr zart. Die offensichtliche Fixierung seiner Eltern auf ihn liegt nicht an dem poetischen Zauber seiner Erscheinung, sie haben vielmehr Angst um sein Leben. Tatsächlich verweigert Fabien jegliche Nahrung. Seine Eltern haben deshalb vor einigen Monaten die kinderpsychiatrische Station einer Universitätsklinik aufgesucht. Es wurde eine Diagnose auf frühkindlichen Autismus gestellt, und aus den regelmäßigen Beratungen wurde ein Tagesklinikaufenthalt. Das Kind geht von Montag bis Freitag dorthin.

Während ich den Bericht dieser Station lese, fallen mir zunächst die Fortschritte von Fabien auf: Er, der überhaupt keinen Blickkontakt hatte, schaut mich heute an, wenn auch nur flüchtig und versteckt. Ich wundere mich, daß er hier ist. Warum sollte seine Behandlung dort nicht fortgesetzt werden? Die Antwort lautet, daß diese Station in erster Linie diagnostische Aufgaben hat und Behandlungen dort nur von kurzer Dauer sein sollen. Diesem Konzept liegt das medizinische Modell für organische Krankheiten zugrunde, das auf psychische Beschwerden nicht anzuwenden ist. Ein Patient, der körperlich krank ist, kann von weither kommen und von der Kompetenz und Erfahrung eines Klinikzentrums in der Großstadt profitieren.

Wenn die Diagnose einmal gestellt und die Behandlung meist medikamentös begonnen worden ist, kann der Kranke nach Hause oder in ein Krankenhaus in seiner Nähe gehen, wo er die begonnene Therapie fortsetzt. In unserem Bereich hingegen entwickeln sich von der Beobachtung an Beziehungen zum Kind, das wir zutraulicher machen wollen, ebenso wie zu seinen Eltern. Die Behandlung läuft über diese Beziehungen, die Menschen sind eben nicht austauschbar wie zwei Schachteln des gleichen Medikamentes. Eine weitere Einschränkung – diesmal administrativer Art – wirkt sich auf die Kontinuität der psychischen Zuwendung nachteilig aus. In den allgemeinen Krankenhäusern werden die Abteilungen mit Langzeitpatienten oder solchen, die für einen mittellangen Aufenthalt bleiben, mit weniger Personal ausgestattet als die Intensivstationen, was normal ist. Der Stationsleiter, der Kinder über mehrere Jahre behandeln wollte, würde also gleichzeitig sein Personal verringern, das ja doch in unserem Fall der wesentlich therapeutisch Handelnde ist.

Fabien ist bereits Nutznießer einer Umgehung dieser Regel geworden: Er wird in diesem Krankenhaus schon seit sechs Monaten behandelt. Halten wir fest, daß er ein besonderes Interesse bei den Personen geweckt hat, die sich mit ihm befaßt haben, und ihm eine Ausnahmesituation eingeräumt worden ist. Hier führt er uns eines der Paradoxe autistischer Kinder vor: Obwohl sie offensichtlich von der Welt abgeschnitten sind, haben sie tiefgreifende Wirkungen auf diejenigen, die sich mit ihnen beschäftigen.

Eine auf die Mutter Fabiens »gegenüber den Kindern mütterlich« wirkende Krankenschwester zwingt ihn mittags, etwas Nahrung hinunterzuschlucken. Abends macht die Mutter mit etwas mehr Nachdruck das gleiche, so daß

Fabien aufgrund dieses Drängens zwar nicht zu-, aber auch nicht abnimmt.

Fabien ist ein hübsches Kind, auch seine jungen Eltern sind attraktiv. Sein Vater, ein Agraringenieur, zeigt sich während unserer ersten Unterhaltung dynamisch und pragmatisch: Es gibt ein Problem, also muß man Lösungen suchen. Er ist ein wenig Mischling, ohne daß man jedoch die genaue Herkunft feststellen könnte. Die medizinische Kartei des Krankenhauses enthält übrigens einen falschen Eintrag hinsichtlich seines Geburtslandes.

Die Mutter ist viel reservierter. Sie läßt ihren Mann sprechen und versteckt sich ein wenig hinter ihm. Sie ist im fünften Monat schwanger, was man kaum sieht. Wahrscheinlich ißt also auch sie wenig. Sie kommt aus dem Südwesten Frankreichs und fühlt sich in Paris ziemlich entwurzelt (mehr als ihr Mann, auch wenn die Geographie eher das Gegenteil vermuten ließe). Insgesamt gesehen, ist das Paar bei der Bewältigung von Fabiens Problemen ganz auf sich selbst gestellt.

Ich erfahre, daß das Baby ein kleines Mädchen sein wird, ein Ultraschall wurde gerade gemacht. Das bringt uns dazu, über den Anfang von Fabiens Leben zu sprechen. Seine Mutter erinnert sich, daß sie während der Schwangerschaft sehr unruhig war und panische Angst vor der Geburt hatte. Zum errechneten Termin brachte sie allerdings ein kleines (2700 Gramm), schönes Kind zur Welt. Schon in den ersten Tagen gab es die Milch wieder von sich (es »spuckt«, sagen die Hebammen) und verweigerte die Mutterbrust, was seine Mutter sehr verletzte. Die heute so schwer belastenden Nahrungsprobleme spielten also von Anfang an eine Rolle. Auch war Fabien in den ersten Lebensmonaten ein enttäuschender Säugling, denn er suchte keinen Kontakt und machte wenig Fortschritte.

Später zog er sich monatelang mühsam auf dem Boden fort, »als ob er sich nicht traute zu laufen«, sagt seine Mutter. Andere Entwicklungsschritte waren unbeständig, an einem Tag feststellbar, am nächsten wieder verloren.

Als die Kollegen der Krankenstation begannen, sich um den Dreijährigen zu kümmern, hatte er überhaupt keine Kommunikation mit ihnen, weder mit Worten noch mit Gesten. Er nahm manchmal ihre Hände und benutzte sie wie Werkzeuge, wenn er etwas haben wollte.

Er hatte kein Spielzeug im eigentlichen Sinn, aber er ließ sich nicht von einer Abflußöffnung der Familienbadewanne trennen. Er machte vor seinen Augen immer gleiche Handbewegungen, als ob er mit dem Licht spielte. Kaum hatte man ihm bei Tisch einen Löffel in die Hand gegeben, wurde ihm übel.

Wenn er im Sandkasten saß und Sand an Hände und Kleider kam, wurde er von einer solchen Wut erfaßt, daß er sich auf den Boden warf, den Kopf auf die Erde schlug und sich Faustschläge versetzte. Diese Wutausbrüche waren häufig und unvorhersehbar. Sie beschäftigten seine Eltern ganze Nächte lang. Und schließlich wurde Fabien nicht sauber. Ob groß oder klein, jegliche Körperausscheidung versetzte ihn in tiefe Angstzustände, und er zog sich soweit wie möglich zurück.

Als wir uns begegnen, ist er dreieinhalb und hat ein wenig gelernt, mit seiner Angst vor Kontakten zu leben. Er läßt es sogar zu, daß seine Krankenschwester ihn liebkost. Es gelingt, ihm pürierte Nahrung zu essen zu geben, aber die anderen Störungen bleiben noch genauso intensiv.

Dieser kleine Junge, der für den Spezialisten deutlich autistisch ist, hat sich innerhalb einiger Monate ein wenig nach außen geöffnet. Er scheint also sehr gut auf eine

Behandlung in der Tagesklinik anzusprechen, und ich wünsche, daß er eine Beobachtungsphase mit der Perspektive auf Aufnahme durchläuft. Aber ich bin beunruhigt, wie sich die Erschütterung durch die Geburt der kleinen Schwester auf sein Leben auswirken wird. Es scheint mir vorteilhafter, daß er sich auf die Krankenhausroutine verlassen kann, daß also die Behandlung bei uns vor diesem Ereignis beginnt. Ich lasse mich von der zur Schau gestellten Gleichgültigkeit von Fabien nicht überzeugen, mich beschäftigt seine Reaktion auf die Abwesenheit seiner Mutter und die Ankunft einer Rivalin. Es gibt hierfür einen klinischen Grund: Wir werden sehen, daß die autistischen Kinder eine äußerlich gleichbleibende Umwelt brauchen. Ich denke, sie haben auch ein Bewußtsein von Menschen oder, um es genauer zu sagen – denn es wäre optimistisch, von einem Bewußtsein zu sprechen –, eine geheime und lebendige Sensibilität für den Kontakt mit Menschen.

Liliane

Liliane ist zweieinhalb, als sie uns vorgestellt wird. Meine Kollegin, Dr. Blanche Boudon, hat sich in ihrer Eigenschaft als Psychiaterin an der Tagesklinik um sie und ihre Eltern gekümmert. Aufgrund ihrer Notizen und der Berichte der Ärzte, die diese uns geschickt haben, werden wir ihren Fall darstellen.

Liliane ist das erste Kind eines Beamtenehepaares, das in einer kleinen Provinzstadt westlich von Paris wohnt. Ihr Leben wird schon vor ihrer Geburt kompliziert, da ihre Mutter im ersten Drittel der Schwangerschaft eine Toxoplasmose hat, wegen der sie eine entsprechende Behandlung gegen Parasiten erhält. Niemand kann ihr aber garantieren, daß das Kind in ihr keine Folgen davontragen wird. In dieser schmerzvollen und starke Angst erzeugenden Spannung wird Liliane geboren und kommt sofort für eine erste Untersuchung ins Kinderkrankenhaus. Dadurch ist sie acht Tage lang von ihrer Mutter getrennt, und man kann sich vorstellen, was eine Mutter in dieser leeren Zeit des Wartens durchmacht. Zum Glück ergeben die Untersuchungen, daß das Kind nicht von der Toxoplasmose infiziert ist. Die Behandlung während der Schwangerschaft war also wirkungsvoll. Liliane wird ihren Eltern übergeben. Sie ist ein pflegeleichtes Baby, das gut trinkt, problemlos schläft und mit zwei Monaten lächelt. Mit vier Monaten geht sie ohne offensichtliche Probleme in eine Krippe. Mit acht Monaten sitzt sie aufrecht, und mit sechzehn läuft sie. Aber in diesem Alter beunruhigt die Eltern eine Veränderung: Liliane hat manchmal Wutausbrüche oder regt sich auf, ohne daß sie einen Grund erkennen können. Dann wiederum ist sie, so die elterliche Beschreibung, wie ganz woanders, »wie in Gedanken versunken«, sie wiederholt keine Laute mehr, antwortet nicht mehr auf ihren Namen.

Die Leiterin der Krippe gibt an, sie habe sehr früh einen allgemeinen Rückstand des Kindes festgestellt, einen Mangel an Interesse an Spielen oder an Stimulation. Die Eltern werden, wie die von Fabien, von einer Beratung zur nächsten in einem kinderpsychiatrischen Beratungsdienst des Pariser Centre Hospitalier Urbain (Städtisches Krankenhauszentrum von Paris) geschickt – einem anderen als dem von Fabien. Auch für Liliane folgt nach der Beobachtung eine Behandlung. Während der Woche ist sie in der Tagesklinik, am Wochenende kehrt sie zu ihrer Familie zurück. Die Eltern sind in diese Behandlung einbezogen, an bestimmten Wochentagen besuchen sie das Kind und nehmen an einer seiner Aktivitäten teil.

Der Krankenhausaufenthalt von Liliane

Nach Aussage ihrer Eltern zeigt Liliane bei ihrer Ankunft Symptome, die auf Autismus schließen lassen, wie das Ablecken von bestimmten Gegenständen und der Gebrauch der Hand eines Menschen als »Werkzeug-Hand«. Sie hat auch unvorhersehbare Panikanfälle. Im Krankenhaus hat sie nachts einen unruhigen Schlaf, sie wiegt sich in ihrem Bett hin und her. Im Unterschied zu Fabien mag sie es, beim Aufwachen gestreichelt zu werden. In der Badewanne trinkt sie voller Freude Seifenwasser, dabei interessiert sie sich weder für Spielzeuge noch für die Krankenschwester. Tagsüber läuft oder vielmehr irrt sie herum, wobei sie wenig Kontakt sucht und gelegentlich die von ihren Eltern beschriebenen Symptome zeigt. Sie ist nicht sauber. Sie scheint kein Bewußtsein von ihrem Körper und seinen Grenzen zu haben, was so weit geht, daß sie sich in Gefahr begibt: Sie kann aus großer Höhe springen, ohne daß ihr das Risiko dabei klar zu sein scheint, wie die für die Psychomotorik zuständige Krankengymnastin feststellt.

Die Beratung in der Tagesklinik

Die Eltern von Liliane liefern noch andere Informationen über ihr Leben. Sie sagt einige Worte, wie »Mama«, »nein« und vor allem »Heia«, was sie unermüdlich wiederholt, während sie in einem Schaukelstuhl schaukelt. Seit ihrem Klinikaufenthalt hat sie übrigens erkennbar mehr Kontakte mit ihren Eltern. Wenn sie am Wochenende zu Hause ist, verbringt sie viel Zeit allein, indem sie mit Puzzles spielt, herumkritzelt oder mit ihrer Puppe und dem Puppenwagen spielt. Wenn sie trinken möchte, nimmt sie die Hand eines Elternteils, auch wenn sie fernsehen oder eine Platte hören möchte. Während unseres Gesprächs untersucht Liliane das Zimmer, das sie zwischendurch oft verläßt, leckt an der Glastür, ignoriert die angebotenen Spielzeuge und richtet nur verstohlen den Blick auf Doktor Boudon, und auch nur dann, wenn man sie in Ruhe läßt ...

Die Eltern von Liliane kennen die Diagnose des frühkindlichen Autismus. Sie haben über dieses Thema ein Buch gelesen, das ihnen wenig Hoffnung gemacht hat. Ihr Vater, von Natur aus eher düster, ist sehr pessimistisch und verzweifelt. Im Krankenhaus hatte er über Liliane, die ein kleiner blonder Lockenkopf ist, gesagt: »Sie hat eine schöne Karosserie, aber mit nichts darin ...«

Fabien und Lili treffen
in der Tagesklinik ein

Fabien

Da ein Platz freigeworden ist, haben wir im Lauf des Jahres die Möglichkeit, Fabien aufzunehmen, und zwar einen Monat vor der Niederkunft seiner Mutter. Durch diese Neuigkeit hat sie ein wenig ihre Fassung verloren, denn sie rechnete damit, daß sich die Menschen, die sich um ihren Sohn kümmerten, sie auch mit dem Neugeborenen unterstützen würden. Doch auch wir versprachen ihr, sie in diesem Augenblick nicht im Stich zu lassen: Falls sie es wünschte, hätte sie für regelmäßige Gespräche einen Psychologen beanspruchen können. Eine Trennung von Fabien im Augenblick der Geburt konnten wir ihr allerdings nicht ersparen. Dem Ortswechsel, der für sie und ihn sehr schmerzlich werden würde, sah sie also mit ein wenig Sorge entgegen.

An unsere Tagesklinik hatte sich Fabien bald gut gewöhnt, was nicht heißen soll, daß er sogleich Beziehungen zu den anderen Kindern aufnahm. Aber zumindest wurde er von den größeren nicht attackiert. Tatsächlich mischen wir die älteren mit den jüngeren Kindern sowie deren verschiedene Probleme, was auf der einen Seite ziemlich riskant ist. Manche der Kinder sind bereits acht Jahre alt, manche von ihnen kommen nur alle zwei Tage zu uns. Es erfordert große Sorgfalt, in solche Gruppen kleine Kinder von zweieinhalb Jahren zu integrieren, besonders, wenn man sich bewußt ist, daß andere wegen ihrer unbeherrschbaren Gewalttätigkeit bei uns sind. Doch unsere Gruppe besteht nur aus fünfzehn Kindern, um die sich im Durchschnitt vier Erwachsene kümmern. Das ist ein anderes Zahlenverhältnis als in der Schule, wo sich eine Erzieherin mit dreißig Kindern beschäftigen muß. Im übrigen können wir die Zeit, die die Jüngsten bei uns verbringen, stetig variieren, so daß wir uns von Anfang an jedem Kind ganz individuell zuwenden können. Das setzt voraus, daß wir von den Eltern eine hohe Bereitschaft erwarten, ihren Kindern beizustehen und ihnen viel Zeit zu widmen, was oft mit beruflichen oder familiären Verpflichtungen nur schwer zu vereinbaren ist. Erforderlich wird dies zum Teil dadurch, daß wir ein Kind eine Woche lang beobachten, ehe wir es zu uns nehmen. Dabei wollen wir nicht nur herausfinden, ob wir einen Aufnahmeantrag positiv beantworten können, sondern wir versuchen auch bereits, eine Prognose zu stellen, wie sich bei dieser Aufnahme die Möglichkeiten des aufzunehmenden Kindes mit denen der anderen Kinder vereinbaren lassen und wie die gegenseitige Toleranz sein wird.

Mit Fabien gab es da keine Probleme. Er wurde von den anderen Kindern, deren offensichtliche Überlegenheit ihn nicht kümmerte, überhaupt nicht angegriffen. Von den Aufenthalten in einer anderen Klinik war er die Anwesenheit von Kindern bereits gewohnt, doch vor allem sein Autismus hat ihn wirkungsvoll vor Kontakten geschützt. Er ignoriert die anderen, und die anderen ignorieren ihn, was unsere Diagnose nur bestätigt.

Eine weitere Bestätigung, die für unsere Therapeutengruppe viel bestürzender ist, rührt von Fabiens Angst- und Wutanfällen her, die mehrmals am Tag ausbrechen und schwierig zu beheben sind. Dabei hat man den Eindruck, daß der Kontakt sein Elend verstärkt, anstatt ihn zu beruhigen. Wenn man in solchen Situationen versucht, ihn in den Arm oder auf die Knie zu nehmen, vermehrt er die Gewalt gegen sich selbst, indem er immer heftiger auf sich ein-schlägt oder mit dem Kopf gegen die Wand stößt. Die völli-ge Hilflosigkeit, mit der man dem Kind dann gegenüber-steht, ist so unerträglich, daß man in sich selbst eine tiefe Wut spürt. Das beste ist es in diesem Fall, sich mit Fabien unter Vermeidung jeglichen physischen Kontaktes in ein Zimmer zurückzuziehen und ihn zur Ruhe kommen lassen. Dennoch und trotz der Erfahrungen, die wir mit solchem Verhalten haben, erschöpft uns der intensive Umgang mit solch schweren emotionalen Störungen immer wieder sehr. Deshalb können wir auch die Eltern autistischer Kinder, die ihnen ja noch viel näherstehen als wir, verstehen, wenn sie oft ebenso gewalttätig mit ihnen umgehen. Man stelle sich einmal vor, eines unserer Kinder quält vor unseren Augen auf unbeschreibliche Weise eines seiner Geschwister. Wir könnten die beiden zumindest auseinanderbringen und den Streithammel bestrafen. Aber was soll man tun, wenn ein Kind sich so etwas selbst antut?

Selbstverständlich verweigert Fabien immer mehr die Nahrungsaufnahme, wenn man einmal von gelegentli-chen Joghurts absieht. Wir beschließen, ihn nicht zu zwin-gen. Wie üblich ißt er auch nichts zu Mittag. Es läßt sich leicht vorstellen, daß sich daraus Konflikte mit den Eltern ergeben ...

Ich treffe sie mit dem Neugeborenen, das, wie vorausge-sagt, ein Töchterchen ist, dem es anscheinend sehr gutgeht und das auf den Namen Amanda getauft wurde. Während unseres Gesprächs gibt seine Mama ihm das Fläschchen, und bei dieser Gelegenheit beobachte ich erfreut das Beha-gen einer Mutter, deren Baby gierig saugt.

Fabiens Eltern haben inzwischen noch andere Maßnah-men ergriffen, von denen sie mir nun erzählen: Sie haben sich mit einem Professor beraten, was ich sehr gut begreifen kann. Weniger begreifen kann ich dessen Haltung – er erweist sich als Gegner der Psychoanalyse und Verfechter der organizistischen Theorie, die die geistigen Probleme des Kindes auf genetische Ursachen zurückführt. »Er hat uns total entmutigt«, gestehen sie mir. Nur wenige Minuten, nachdem er das Kind und seine Eltern begrüßt hatte, prophezeite er ihnen, daß Fabien niemals würde sprechen können. »Sie haben ein sogenanntes enzephalopathisches Kind, ich weiß das genau, so lautet meine Diagnose.« Als Fabien dann eine Krise bekam, verschrieb er ein neuroleptisches Medikament, ein sehr starkes Beruhigungsmittel, das man geistig kranken Erwachsenen verabreicht. Als die Eltern sich später erinnerten, daß sie diesen Professor bereits in heiß umstrittenen Fernsehdiskussionen gesehen hatten, beruhigten sie sich wieder.

Ich jedenfalls kann ihnen mit auf den Weg geben, daß ich zwar den Ursprung des kindlichen Autismus auch nicht kenne, es aber ablehne, eine Niederlage vorherzusagen, noch ehe man überhaupt begonnen hat zu kämpfen oder versucht hat, das Kind aus seinem Elend zu befreien. Auf der anderen Seite bestreite ich nicht die Schwere dieses Falles, der die Aufnahme in die Tagesklinik in der Tat rechtfertigt.

Ich sage ihnen außerdem, daß Fabien weniger Krisen habe als am Anfang, daß es bereits möglich sei, mit ihm kleine Spaziergänge zu unternehmen, daß er im Laufe des Tages auch öfter lächle.

Seine Eltern teilen mir mit, daß Fabien durch zweideutige Gesten gegenüber dem Baby Zeichen von Eifersucht auf Amanda zeige. Das gleiche tue er mit einer Puppe, was mich sogleich sehr interessiert, denn das ist die Andeutung eines Spiels, das eine reale Situation symbolisiert. Ein paar

Monate später – während wir über eine Psychotherapie für Fabien diskutieren – erinnere ich mich wieder daran, wie wir später noch sehen werden.

Doch zu meinem Bedauern muß ich nun Fabiens Eltern gegenüber eine kleine Grausamkeit begehen. Ich erkläre ihnen, daß wir uns trotz ihrer Sorgen dazu entschlossen haben, ihren Sohn nicht zum Essen zu zwingen – und zwar aus therapeutischen Gründen.

»Aber wie soll er denn nur diesen ganzen langen Tag aushalten, wenn er nichts im Magen hat?«

Ich weiß ja, daß wir sie nicht überzeugen können, unsere Haltung zu teilen, doch sie beruht auf unseren Erfahrungen: Wenn wir eine Nahrungsverweigerung nicht noch verstärken wollen, ist dies das einzige Mittel dagegen.

Vom Verstand her geben sie mir recht, aber gefühlsmäßig sind sie nicht einverstanden. So einigen wir uns folgendermaßen: Sie sollen ihn weiter auf ihre Art am Abend zum Essen zwingen, wir werden unsere Taktik zu Mittag in der Tagesklinik fortsetzen, es sei denn, Fabiens Gewicht sollte sich lebensgefährlich verringern. In der Tat erscheint es mir unmöglich, von den Eltern etwas zu verlangen, das das Leben ihres Kindes gefährden könnte. Aber ich setze mich damit durch, das Experiment ohne Umschweife anzugehen.

Liliane, aus der Lili wird

Als wir entdeckten, daß ihre Eltern Liliane »Lili« nannten, entschloß sich unser Team spontan, diesen Kosenamen auch zu verwenden. Sie hat etwas erschöpfend Lebhaftes an sich, doch sie weiß uns zu bezaubern. Sie kundschaftet ihre ganze Umgebung aus sowie – ganz beiläufig – die

Menschen, die sich darin befinden. Doch können wir nicht erkennen, ob sie sie unterscheidet.

Ihre Lebhaftigkeit allerdings zeigt ein Verlangen, das darauf hoffen läßt, daß sie Neugier auf die sie umgebende Welt empfindet. Lili sucht immerzu Knie, Wärme, Kontakte. Dies geschieht natürlich unbewußt und ist vermutlich der Grund, warum sie morgens ihre Eltern so leicht verläßt, während sie sich unter unsere Aufsicht begibt.

Nach den Ferien haben die Eltern sich in Paris eingerichtet. Sie haben dort eine Wohnung gefunden, in die die Mutter umgezogen ist. Der Vater wird weiterhin in der Stadt arbeiten, in der sie zuvor gewohnt haben. Man kann die Anstrengungen ermessen, die die Familie unternommen hat, damit ihr Kind geheilt wird. Da beide Eltern arbeiten, wurde für das Kind der Transport per Ambulanz organisiert. Seit der Niederkunft von Fabiens Mutter kommt dieser Wagen auch bei ihm und anderen Kindern vorbei, um sie abzuholen. Wir schätzen das zwar nicht so sehr, denn dadurch verlieren wir den Kontakt mit den Eltern. Aber da diese uns an bestimmten Tagen aufsuchen, können wir den nötigen Gedankenaustausch aufrechterhalten und so immer vollständig über den Alltag der Kinder auf dem laufenden bleiben.

An das neue Zuhause hat sich Lili gut gewöhnt. Der beschränktere Platz scheint sie sogar zu beruhigen. Sie geht jetzt oft aufs Töpfchen. Ihre Mutter, die ihren Wutausbrüchen weniger nachgibt, kann auch in anderen Bereichen bestimmender und fordernder sein.

Ihr Vater, dem sehr an Lernzuwachs gelegen ist, verbringt eine Stunde am Wochenende damit, seiner Tochter ein paar Wörter beizubringen. Doch die Unbeständigkeit der Ergebnisse verstärkt nur seine Unruhe und den ihm eigenen Pessimismus.

Nach einem Vierteljahr ziehen wir erstmals Bilanz und stellen fest, daß Liliane sich bereits ein wenig verändert hat. Ihre Eltern teilen diese Ansicht, finden aber, daß sich das Bild in mancher Hinsicht verschlechtert habe: Lili ergreift nicht mehr die Hand ihrer Mutter wie eine Art Werkzeug, das ihr behilflich sein soll – etwa bei der Auswahl einer Schallplatte –, sondern sie brüllt. Sie brüllt, wenn ihr Kakao beim Aufwachen nicht fertig ist; sie brüllt, wenn ihre Vesper nicht pünktlich bei ihrer Rückkehr um halb fünf bereitsteht; sie brüllt, wenn sie von einem Spaziergang zurückmuß; sie brüllt, wenn sie Musik hören will. Denn sie hat eine ausgesprochene Leidenschaft für klassische Musik und kann sogar verschiedene Werke auseinanderhalten. So ist sie etwa von »Carmen« fasziniert, die sie sich bis zum Ende in völliger Reglosigkeit angehört hat. Eine paradoxe Begabung, die zwar nichts zu ihrer Entwicklung beiträgt, die es jedoch ermöglicht, daß sie und ihre Eltern ähnliche ästhetische Gefühle teilen. Das ist wunderbar und schmerzlich für diese zugleich, denn es läßt ihnen immer wieder bewußt werden, wie leicht Liliane doch Zugang zum Reichtum der menschlichen Kommunikation und Kultur haben könnte. Schon im nächsten Augenblick benimmt sie sich wiederum wie ein kleines Tier: Es ist zum Verrücktwerden.

Vor Weihnachten haben die Eltern beschlossen, sie in einem normalen Bett schlafen zu lassen. Sie haben es einfach neben ihr Kinderbett gestellt. Lili legte sich eines Abends von allein hinein. Doch sie konnte nicht einschlafen und fing wieder an zu brüllen. Mit tiefem Gespür für ihr Kind haben die Eltern, nachdem sie vergeblich versucht hatten, sie wieder in ihr Kinderbett zu bringen, Lili die Bettdecke ihres eigenen Bettes, auf dem sie so gerne ihren Mittagsschlaf hielt, überlassen. Sie kuschelte sich hinein, und die Eltern trugen sie in ihr neues Bett. Bald hatte sie sich beruhigt und schlief ein. Seitdem hat sie sich nicht mehr ins Bett ihrer Eltern, sondern immer direkt in ihr eigenes Bett gelegt, das sie auf diese Art in Besitz genommen hat.

Fabien und Lili haben uns jeder auf seine Art und Weise entdecken lassen, was Autismus ist. Vor ihrer Behandlung verweigerten beide die direkte Kommunikation. Mit seiner *Anorexie*, seiner Weigerung zu essen, seit er ein Baby war, veranschaulicht Fabiens Fall die Intensität und Schwere dieser Störung. In dieser Hinsicht gleicht Liliane ihm überhaupt nicht. Doch auch sie weigert sich, die Menschen zu unterscheiden. Auch sie hat die stereotypen, immer gleichen Bewegungen, auch sie bedient sich am Anfang der menschlichen Hand als einer Art Werkzeug, das nichts mit dem dazugehörigen Menschen zu tun hat. Beiden ist gemein, daß sie Autisten sind. Doch sie zeigen uns deutlich die enormen individuellen Unterschiede, die uns klarmachen, daß man einerseits von verschiedenen Arten frühkindlichen Autismus sprechen muß und daß andererseits nur ein Ansatz, der die individuelle Einzigartigkeit beachtet, den in doppelter Hinsicht einzigartigen Kindern angemessen sein kann, die sich nicht nur von den anderen, sondern auch untereinander so stark unterscheiden.

Die Entdeckung
des frühkindlichen Autismus

Die Vorgeschichte

Vor dem Zweiten Weltkrieg hätte man Fabien und Liliane als geistig Zurückgebliebene betrachtet. Eingewiesen in ein Heim für Schwachsinnige, hätten sie sich quasi zu Tieren zurückentwickelt, und ihre Lebenserwartung hätte kaum zwanzig Jahre betragen. Unter lauter Debilen, unter unwürdigen Umständen auf Stroh dahinvegetierend, ernährt, ohne daß man sie an einen Tisch gesetzt hätte, wären sie eines Tages an der »falschen Röhre« gestorben: Ihnen wäre Essen im Hals steckengeblieben, sie hätten sich daran verschluckt und wären entweder erstickt oder an einer Lungeninfektion gestorben, weil sie die Nahrung eingeatmet hätten.

Dennoch gelang es einigen unserer Vorgänger, uns auf den verschütteten Reichtum dieser Kinder aufmerksam zu machen. Viktor etwa, »das wilde Kind aus Aveyron«, erinnert an ein autistisches Wesen, und Itard, jener Arzt für Taube aus dem 18. Jahrhundert, wurde durch die Art, wie er mit ihm umging, zum medizinischen Erneuerer. François Truffaut hat ihn in einem wunderschönen Film verewigt. Auch andere haben autistische Kinder geheilt, indem sie deren Potentiale und Geheimnisse offenbarten. Ein Beispiel aus neuerer Zeit ist Mélanie Klein, die so viel zum psychoanalytischen Verständnis kindlicher Psychosen beigetragen hat. Sie hat den kleinen Dick behandelt, der heutzutage als autistisches Kind gilt. Mélanie Klein selbst wurde einst durch Karl Abraham, einen Schüler von Sigmund Freud, analysiert. Dadurch, daß sie ihr Forschungsinteresse dem frühesten Zeitpunkt des Beginns psychischer Störungen widmete, hat sie der Psychoanalyse einen neuen Weg neben dem von Freuds Tochter Anna entwickelten eröffnet. Seitdem existieren diese beiden psychoanalytischen Strömungen in England nebeneinander, wohin die zwei Frauen vor Nazi-Deutschland geflohen waren. Weil sie vorwiegend körperliche Metaphern für ihre Diagnosen benutzte, nannte Lacan Mélanie Klein »die geniale Metzgerin«. Auch wenn man nicht alle ihre Ansichten – und vor allem ihre Sprache – teilt, ist ihr Werk in der ganzen Welt von unschätzbarem Wert für jene, die die Geisteskranken, die üblicherweise »Verrückte« genannt werden, verstehen und heilen wollen.

1942: Leo Kanner entdeckt den frühkindlichen Autismus

Kanner war ein amerikanischer Psychiater. Seine Aufmerksamkeit wurde durch Kinder geweckt, die man zur Untersuchung in seine Praxis brachte und die ganz offensichtlich nicht in der Lage waren, mit hochgradig Zurückgebliebenen mitzuhalten. Dabei hatten diese Kinder das Glück, intellektuelle Eltern zu haben, quasi wissenschaftliche Begleiter, die sie auf eine geradezu unnormale Art beobachteten. Manche von ihnen erschienen mit einem Tagebuch, in dem die kleinsten Tatsachen und Gesten des Kindes seit seiner Geburt aufgezeichnet worden waren. Kanner, der keinerlei Vorstellungen vom Ursprung der Störungen hatte, glaubte jedoch, daß diese ungewöhnlich intellektuellen und kühl analysierenden Eltern eine der Ursachen für das Auftreten des Syndroms waren.[1]

Seit der Entdeckung des kindlichen Autismus haben wir

es aber auch mit etwas Zwiespältigem, Zweideutigem zu tun: Kanner tat einen wichtigen Schritt, indem er ein Syndrom und eine Sammlung verschiedener Zeichen beschrieb – wie wir noch darlegen werden –, ohne vorschnelle Schlüsse zu ziehen. Er registrierte dennoch den besonderen Beitrag und Anteil der Eltern. Diese Verstrickung der Eltern, die heutzutage Thema heftiger Auseinandersetzungen ist, wird auch ein Thema dieses Buches sein. Deswegen müssen wir die Entstehungsgeschichte noch weiter zurückverfolgen. In bezug auf Kanners erste Beobachtung ist fraglich, ob er zwischen Kindern und Eltern eine besondere Beziehung gespürt hat, die seitdem unzählige Therapeuten beschäftigt hat, oder ob er lediglich von besonders interessierten Eltern konsultiert wurde: Eltern, die deswegen an ihren Kindern besonders interessiert waren, weil sie sich mit der Diagnose »Schwachsinn« nicht zufrieden geben wollten. Eine Tatsache bestärkt diese Vermutung: Seitdem dieses Syndrom unter Spezialisten bekannt ist, findet man nicht mehr diese große Anzahl von intellektuellen, strengen und kühl-analytischen Eltern in den Praxen.

Für Kanner[2] bestand das Hauptproblem in der Fähigkeit zu kommunizieren. Manche der Kinder, die er in seinem Artikel beschreibt, konnten sprechen und gingen zur Schule. Aber sie bedienten sich nie der Sprache, um direkt mit anderen zu sprechen. Im Gegenteil: Ihre Sprache ermöglichte es ihnen, sich hinter Merkwürdigkeiten zu verkriechen, sich in einer abgeschlossenen Welt einzurichten, einer Welt, die nur für sie da war.

Einige der von Kanner beschriebenen Kinder haben so außergewöhnliche Fähigkeiten, daß sie die Eltern autistischer Kinder von heute nur so zum Schwärmen bringen würden. Denn außergewöhnliche Begabungen sind sehr selten. Womöglich sind es diese außergewöhnlichen Fähigkeiten, die den Unterschied zwischen Autisten und zurückgebliebenen Kindern ausmachen. Kanners Beispiele vermitteln uns eine beachtliche Erkenntnis: Es genügt nicht die Fähigkeit, mittels Sprache zu kommunizieren, sich mit anderen auszutauschen. Eben weil sie die Sprache benutzen, um *nicht* zu kommunizieren, ist es uns durch diese Kinder möglich geworden, den Ursprung des Autismus zu verstehen. Daran müssen wir uns immer wieder erinnern. Wir werden später nämlich sehen, daß die Eltern von Kindern wie Fabien und Liliane, die nicht sprechen, schnell der Meinung sind, daß das Erlernen der Sprache alle Probleme löse. Die Frage ist hingegen, ob es besser ist, immerzu allerlei Dummheiten von sich zu geben – oder sich zu weigern, überhaupt mit irgend jemandem zu reden.

Die Kinder, an denen Leo Kanner seine Autismus-Theorien studierte

Aktuelle Beschreibung

In seinem Artikel beschreibt der Autor nacheinander elf Kinder, die uns an unsere eigenen Patienten erinnern. Da ist einmal der kleine Richard, der ursprünglich für taub gehalten wurde und der seine Bedürfnisse seiner Mutter gegenüber auf unerträgliche Weise zum Ausdruck bringt: Wie unsere Liliane wütet und brüllt er wie eine Furie. Oder Frederick W., der vom Geräusch des Eierkochers zu Tode erschreckt wird und durch den Lärm des Staubsaugers zu einer Statue erstarrt. Fünfzig Jahre später haben mir die

Eltern eines kleinen Mädchens, das derzeit bei uns in der Tagesklinik versorgt wird, hinsichtlich der gleichen Apparate dasselbe berichtet.

Immer wieder beobachten wir bei uns Kinder, die auf bemerkenswerte Weise ihre Puzzles lösen, indem sie die Teile nach den verschiedenen Formen der Puzzles legen – wie der kleine Charles. Was sein Sauberkeitsverhalten angeht, so hat uns Kanner merkwürdige Störungen überliefert: Obwohl er schon ziemlich groß war, versteckte er seine Exkremente immer sorgfältig in sämtlichen Schubladen des Hauses. Ihm haftet zudem noch ein anderes, für viele autistische Kinder spezifisches Merkmal an: Er hatte nie die üblichen Kinderkrankheiten. Als ob der Autismus, als ob die Weigerung der Kinder, sich außer Haus zu begeben, sie vor dem Eindringen von Mikroben und Viren schützte.

Außergewöhnliche Gaben, gestörte Sprache

Mit eineinhalb Jahren konnte Charles bereits vom ersten Takt an achtzehn verschiedene Symphonien unterscheiden und dabei zumeist auch noch den Komponisten nennen. Musikkenntnis und ein außergewöhnliches Gedächtnis zeichneten Kanners kleine Patienten besonders aus. Zwei andere Kinder konnten bereits im Alter von zwei Jahren dreißig bis vierzig Lieder singen, und der kleine Don, auf den wir noch zurückkommen werden, wußte Gedichte und Bibelverse auswendig vorzutragen. Doch was haben sie aus diesen ungewöhnlichen Gaben gemacht? Nichts Besonderes – jedenfalls nicht im Hinblick auf ihre eigene sprachliche Kommunikationsfähigkeit.

Wenn autistische Kinder sprechen, reagieren sie meistens wie ein Echo. Sie antworten mit denselben Worten, mit denen man sie zuvor angesprochen hat. Im fortgeschrittenen Zustand wenden sie ihre Echolalie für ganz bestimmte Wünsche an, indem sie einen bereits gehörten – also auch gelernten – Satz in gleicher Tonlage und Syntax wiederholen. Wie einer unserer sechsjährigen Patienten, der unsere Absicht, ihn zu einem Spiel zu überreden, durchkreuzte, indem er versuchte, die Tür zu öffnen und dabei sehr deutlich, aber auch sehr zornig, rief: »Du verläßt sofort den Raum.« Er konnte einfach nicht »ich« sagen. Wie er sagten viele der von Kanner untersuchten Kinder »du«, wenn sie sich selbst meinten. Etwa der kleine Paul: Die Satzfetzen, die er benutzt, hatte er vor langer Zeit bereits von seinen Eltern aufgeschnappt. Die Aufforderung: »Zapple nicht mit dem Hund so nah am Fenster« stieß er urplötzlich aus, nachdem er ihn wohl von den Eltern eines Tages in den Ferien gehört hatte, als er auf dem Balkon mit einem Plüschhund spielte. Indem er die Warnung der Eltern erneut benutzt, drückt er zumeist auch eigene körperliche Ängste aus: »Du fällst vom Fahrrad und wirst dir den Kopf anschlagen«.

Die kleine Barbara ging noch weiter, indem sie das »du« für sich und das »ich« für ihre Eltern benutzte. Sie konnte zwar lesen und buchstabieren sowie sämtliche Zahlen in der richtigen Reihenfolge aufsagen, jedoch überhaupt nicht rechnen. Während sie diese Kunstfertigkeiten vorführt, spielt sie andauernd mit ihrer Zunge, ja, sie traktiert sie mit ihren Fingern, als sei diese ein Spielzeug, das gar nichts mit ihr zu tun habe.

Alfred wiederholt mindestens fünfzigmal immer die gleiche Antwort, ehe er nach einer kleinen Pause erneut damit anfängt. Seitdem er mit neun Jahren in die Sprechstunde kam, ist er sich seines eigenen Wesens, einer gewissen Menschlichkeit, ja Leidensfähigkeit, bewußt geworden, doch ihn bekümmerte auch die Leidensfähigkeit ganz gewöhnlicher Dinge: Tat das Rösten dem Brot weh? Er sorgte sich auch um die Sonne, wenn sie am Abend unterging. Als man ihn einmal bat, einen Ballon zu beschreiben, antwortete er völlig ernsthaft, geradezu wissenschaftlich: »Der ist aus doppeltem Gummi gemacht und enthält Luft in seinem Inneren.« Dann überwältigte ihn wieder die Angst, und er meinte flink: »Manche von ihnen enthalten auch Gas, sie fliegen in der Luft und schweben eine Weile, doch wenn sie ein Loch haben, explodieren sie. Ist das denn richtig?« Dann fing er wie besessen ein Gespräch über ihn irritierende Probleme an, wie etwa das Verhalten des Lichts, die Wirkung von Röntgenstrahlen oder auch des elektrischen Stuhls. Seine Art wissenschaftlichen Denkens geriet durch die ihm innewohnende, ihn bedrückende Angst vor dem Tod ins Schleudern.

Der kleine Don

Wir wollen uns noch einmal mit der Geschichte eines jener Kinder beschäftigen, die mich am meisten betroffen hat. Es handelt sich um Donald, den seine Eltern Don nennen. Bereits im Alter von zwei Jahren kannte er eine Menge Gedichte und die dreiundzwanzig Psalmen des presbyterianischen Katechismus – samt ihrer sämtlichen dreiundzwanzig Antworten. Wie unser Fabien hatte er niemals normalen Appetit. Sogar Süßigkeiten ließen ihn kalt. Er hatte ein enormes Gedächtnis: Die Bilder eines Lexikons, die Namen der Präsidenten der Vereinigten Staaten, die Häuser in seinem Städtchen – all das konnte er auswendig dahersagen. Er konnte das Alphabet von vorne und von hinten aufsagen und sogar bis hundert zählen.

In dem dreiunddreißig Seiten langen (!) Dossier, das Dons Vater vor seinem Besuch in der Sprechstunde im Oktober 1938 angelegt hat, kann man folgendes lesen: »Er wirkt, als sei er mit sich selbst zufrieden. Er zeigt keinerlei Reaktion, wenn man ihn hätschelt, genausowenig, wenn jemand kommt oder spricht, wer auch immer es sei. Die Anwesenheit seines Vaters, seiner Mutter oder auch irgendeines Spielkameraden scheint ihn nicht zu interessieren. Er wirkt, als ob er sich in seine Muschel zurückgezogen habe und darin ganz allein für sich lebe.« Der Vater erzählt schließlich von Dons Angewohnheit, runde Dinge um sich selbst kreisen zu lassen. (Eines unserer Kinder aus dem vergangenen Jahr stibitzte unserer Sekretärin alle Gummiringe, um sie auf dieselbe Weise kreiseln zu lassen.) Der Vater war noch Zeuge einer spezifischen Angst: Don konnte Dreiräder nicht ausstehen. Als ihm seine Eltern ein solches kauften, hatte er überhaupt kein Interesse dafür übrig, und als sie versuchten, ihn darauf zu setzen, schien er »vor Angst gepeinigt«. Jedoch am nächsten Morgen, als er allein war, nahm er sich das Dreirad und benutzte es daraufhin jeden Tag.

Immer wenn er selbstzerstörerische Wutanfälle hatte, versuchten seine Eltern, ihn zu bestrafen. Jedoch, so schrieb sein Vater, »auch wenn er schreckliche Angst vor einer Tracht Prügel hatte, so brachte er diese Bestrafung niemals in Verbindung mit seinem schlechten Benehmen«.

Um ihm eine andere Umgebung zu verschaffen, gab man ihn für eine Weile in ein Sanatorium für Tuberkulose-Gefährdete, wo er total isoliert blieb, irgendwelche Sachen kreiseln ließ, sich sogar einen neuen Tick zulegte: Er schaukelte, er wiegte sich ständig vor und zurück.

Seine Sprache scheint ohne Sinn und Verstand. Seine Mutter nennt er »Boo«. Um seine Wünsche auszudrücken, redet er wie ein Echo, so wie wir es bei anderen Kindern bereits gesehen haben. Indem er seine Mutter sprachlich instrumentalisiert, geht Don noch einen Schritt weiter. Den Wunsch, nach seinem Mittagsschlaf aus seinem Zimmer geholt zu werden, drückt er gegenüber seiner Mutter folgendermaßen aus: »Boo, sag: ›Willst du nicht runterkommen, Don?‹« Und er kommt nicht eher herunter, bis seine Mutter diesen Satz gesagt hat.

Ein besonders interessanter Abschnitt ist der, in dem Dons Vater darstellt, wie er seinen Sohn gelehrt habe, »ja« zu sagen. Don mochte es sehr, auf den Schultern seines Vaters spazierengetragen zu werden. Wenn ihm danach war, streckte er sich immer nach den Schultern seines Vaters, um von ihm hochgehoben zu werden. Also fragte ihn sein Vater, ob er auf seinen Schultern sitzen wolle. Wenn Don die Frage wiederholte, hatte das bisher seine Zustimmung bedeutet. Also erklärte ihm der Vater noch einmal strenger: »Wenn du das willst, mußt du ›ja‹ sagen. Wenn nicht, mußt du ›nein‹ sagen.« Endlich sprach Don das lang erhoffte »ja« aus, und sein Vater konnte ihn auf die Schultern nehmen. Doch leider sagte Don in Zukunft nur immer in Verbindung mit seinem Wunsch, auf Vaters Schultern zu sitzen, »ja«. Nur das allein bedeutete »ja« für ihn. Dieses Verhalten zeigt die Unfähigkeit, in Symbolen zu denken, was im übrigen das einzige echte Problem ist, das uns bei dieser Art von Kindern heute beschäftigt.

Ab 1939, als Don sechs Jahre alt war, wurde er in die erste Klasse der Grundschule aufgenommen, die von einem Freund der Familie geleitet wurde. Weil er allmählich die verschiedenen Fächer schaffte, durfte er in der Schule bleiben.

Als er eineinhalb Jahre später in die Sprechstunde kam, hatte Don nach Aussagen seiner Mutter Fortschritte darin gemacht, andere Menschen wahrzunehmen. Während der Sprechstunde jedoch schien er die Ärzte, die er bereits kannte, nicht wiederzuerkennen, und antwortete auf sämtliche ihrer Fragen mit »weiß ich nicht«. Tatsächlich benutzte er diesmal ganz korrekt die erste Person Singular – doch nur, um den Kontakt abzubrechen. Daraufhin füllte er Seiten mit dem Alphabet, das er vorwärts und rückwärts vorlas. Plötzlich tat er einen ganz persönlichen Ausspruch: »Wo ist meine Mutter?«

»Wozu willst du sie?« fragte man ihn.

»Um mich an ihren Hals zu hängen.«

Das war der einzige Wortwechsel, und der beschrieb sein Verhältnis zu seiner Mutter. Danach verfiel er noch in eine endlose Fragerei folgender Art: »Wie viele Stunden hat ein Tag? Wie viele Minuten hat ein Monat?« Aber auch: »Wie viele Tage hat eine Stunde?« Gelegentlich beantwortete er sogar eine Frage, allerdings auf seine Art und Weise. Auf die Frage: »Wieviel ist zehn minus vier?« antwortete er: »Ich errechne ein Hexagon ...« – ein Sechseck.

Die eigentliche Störung: Kommunikation

In seiner Zusammenfassung schreibt Kanner: »Das Außergewöhnliche, das *Pathognomonische* (das für die Krankheit Charakteristische), die grundlegende Störung, das ist die Unfähigkeit der Kinder, von Beginn ihres Lebens an normale Beziehungen mit anderen Personen aufzunehmen sowie normal auf ganz gewöhnliche Situationen zu reagieren.« Er greift auf den Ausdruck jener Eltern zurück, die äußerten, daß das Kind »wie in einer Muschel lebe«, präzisiert jedoch: »Das ist kein Rückzug ... Von Anfang an existiert bei ihnen eine extreme, autistische Zurückgezogenheit, die bei jeder passenden Situation alles, was von außen kommt, verschmäht, verneint und gänzlich ausschließt.«

Welcher Ursprung?

Die von Kanner untersuchten Kinder litten unter keiner nachweisbaren Deformation, wenn man bei einem von ihnen von einer überzähligen Brustwarze absieht, die jedoch nicht in Beziehung zum Autismus stand. Ein anderes Kind hatte zuvor zwei epileptische Anfälle gehabt.

Wir haben auch bereits festgestellt, daß die Eltern besonders ungewöhnliche Beobachter ihrer Kinder waren, mehr noch: Vier von insgesamt elf der Väter waren Psychiater, und eine der Mütter war Psychologin. Man kann von der geistigen Gesundheit meiner Kollegen halten, was man will, doch gilt es zu bedenken, daß sie natürlich besonders aufmerksam gegenüber diesen subtilen Störungen sind. An den elterlichen Fähigkeiten von einem der Väter hatte Kanner besondere Zweifel. »Ich habe nie Kinder gemocht«, beschrieb jener Vater sich selbst, »möglicherweise, weil ich Einschränkungen durch sie befürchtete, etwa beim Reisen, oder Unterbrechungen meines Alltags, also ganz allgemeine Störungen erwartete.« Auch mit seiner Frau geht er nicht besonders einfühlsam um, wenn er schreibt: »Sie ist keineswegs der Prototyp einer Mutter. Kinder behandelt sie eher wie eine Puppe oder wie irgendein Haustier.« Man fragt sich, ob dieser Zynismus nun wegen der Probleme mit dem Kind oder aus Enttäuschung über dieses herrührt, was ich im übrigen immer öfter glaube. Aber dieser Fall gestaltet sich leider noch etwas schwieriger. Gegenüber den Ärzten gestand der Bruder, zudem noch ein älterer, unter Schluchzen, daß er seit seiner Geburt in einer Art Eisesklima, wie unter Fremden, lebe. Der einzige Kontakt, den sein Vater jemals zu ihm hatte, sei eine Bestrafung gewesen. Kein Wunder, daß Kanner sich einige Fragen stellte ...

Die Feststellung aber, daß die Störungen von Geburt an da sind, beinhaltet auch, daß ihre Ursache allein im Kind liegt.

Im Gegensatz zu dem eben genannten Beispiel gab es jedoch auch einige Eltern, die ihren Kindern gegenüber von unermüdlicher Sorge waren. Auch wenn er konstatierte, daß »in der gesamten Gruppe nur einige wenige liebevolle Väter und Mütter waren«, so schrieb Kanner doch auch der Krankheit eine innere Ursache zu, wenn er an eine – jedenfalls teilweise – angeborene Störung glaubte. Er führte die Krankheitsentstehung auf die Geburt zurück und fügte hinzu: »Wir vermuten, daß diese Kinder mit der angeborenen Behinderung zur Welt gekommen sind, gefühlsmäßige Kontakte mit anderen Menschen aufzunehmen, so wie andere Kinder mit physischen oder geistigen Mängeln geboren werden.«

Diese widersprüchlichen Behauptungen führen uns auch zum Kern gegenwärtiger Streitigkeiten.

Ein verfälschter Begriff

Der Begriff »Autismus« wurde im vergangenen Jahrhundert von dem deutschen Psychiater Eugen Bleuler geprägt, der damit den Rückzug von Schizophrenen auf sich selbst, ihre pathologische Introvertiertheit, bezeichnete. Seine Begriffsprägung ging auf einen falsch verstandenen Terminus von Sigmund Freud zurück, dessen Zeitgenosse er war: »Autoerotismus«, die auf sich selbst bezogene Erotik. Indem es sich selbst mit und an seinem Körper Lustgefühle verschafft, lernt das Kind nach Freud sich als Einheit zu empfinden und zu lieben. So lernt auch das Kind, das mit den Lippen gerne Saugbewegungen macht, »die Lippen sich selber küssen läßt« oder seinen Daumen saugt, die Abwesenheit der Mutter und ihrer Brust zu ertragen. Dabei erlernt es das Alleinsein, zunächst in einer Art Halluzination der Abwesenden, dann in der Erinnerung an diese. Der Autoerotismus bereitet das Kind darauf vor, sich selbst und andere zu lieben. Für Bleuler jedoch bedeutete es das Gegenteil, nämlich den Rückzug der Schizophrenen in sich selbst, was mit einem völligen Bruch mit den anderen einhergehe. Es kommt vor, daß sich die Kranken in dieser Kontaktverweigerung mitunter auffälligen masturbatorischen Verhaltensweisen hingeben und dabei eine Autarkie suchen, die (allem Anschein nach) jeglichen Beobachter ausschließt. Wenn ich ›allem Anschein nach‹ sage, meine ich, daß man den gewalttätigen Teil an diesem Verhalten nicht unterschätzen sollte. Der Begriff Autismus enthält noch einen zweiten Widersinn, nämlich die Vermischung von sowohl gesundem als auch pathologischem Autoerotismus, der zwar eine Überlebensstrategie darstellt, jedoch jedes Gegenüber negiert. Mehrere der von Kanner untersuchten Kinder masturbierten ohne Unterlaß, was ihn womöglich bei seiner Auswahl beeinflußt hat. Indem er jedenfalls einen Terminus aus der Erwachsenen-Psychiatrie wählte, der die schlimmste Form der schwersten Geisteskrankheit, nämlich die Schizophrenie, bezeichnet, hat uns Kanner eine bedeutsame Verbindung zu dieser von ihm entdeckten Störung gezeigt. Er verknüpft sie mit der Psychiatrie und dem fundamentalen Wahnsinn: nicht mit anderen kommunizieren zu können.

Psychoanalytiker stellen
sich dem Autismus

Im Hinblick auf ihre Diagnoseverfahren unterscheiden sich Psychoanalytiker und Psychiater untereinander erheblich. Während letzterer von außen zu einer Diagnose kommt und dann eine Therapie einleitet – etwa mittels Klinikeinweisung, Medikation und Anwendung einer Psychotherapie –, sucht der Psychoanalytiker das Innerste seines Patienten zu verstehen. Das kann nur während einer strikten, fortdauernden Behandlung gelingen, während welcher der Psychoanalytiker zur Einzigartigkeit der Persönlichkeit seines Patienten vordringt, der ihm vertraut. Beider Vorgehen ist einerseits gegensätzlich, andererseits kann es sich aber auch ergänzen. Falls man sowohl Psychiater als auch Psychoanalytiker ist, versucht man gegenüber einem Patienten die beiden Rollen nicht zu vermischen und, falls nötig, einen Kollegen hinzuzuziehen. Bei Kindern, die ähnlich schwierig zu verstehen sind wie die Autisten, ist eine sich eher langsam entwickelnde Psychoanalyse zu empfehlen.

Erinnern wir uns noch einmal an Lilis Verhalten als kleines Kind, als sie, nachdem sie endlich sauber war, auch ihr neues, größeres Bett akzeptiert hatte. Alle normalen Eltern erleben diesen Moment mit zwiespältigen Gefühlen, nämlich zwischen der Freude, ihr Kind wachsen zu sehen, und dem Bedauern hin und her schwankend, daß auf diese Weise seine Babyzeit zu Ende geht. Lilis paradoxe Situation ist die, daß ihre Eltern ihr mit besonderer Intuition helfen, großzuwerden, indem sie eine Taktik anwenden, die für einen neugeborenen Säugling angemessen wäre, dessen Welt durch Gerüche, und besonders die der Mutter, Stabilität erhält. Bei vergleichbaren Befunden haben Psychoanalytiker zunächst angenommen, daß der Autismus eine Entwicklungshemmung des Gefühls in einem extrem frühen Stadium ist, jenem Stadium, das der Entwicklung der Persönlichkeit sowie dem Bewußtwerden der Trennung von der Mutter vorausgeht. Ein autistisches Kind wird hier also begriffen wie ein Säugling, der sich im Körper eines großen Kindes verirrt hat. Wie ein Baby kann er entweder Befriedigung ausdrücken, die er nur in jenem Nirwana findet, das noch keine Trennungen kennt, oder eine undifferenzierte Wut, deren Grund er nicht zu nennen wüßte.

Der Beitrag von Margaret Mahler

Die in Deutschland und Wien ausgebildete Margaret Mahler machte später eine brillante Karriere in den Vereinigten Staaten, wo sie sich hauptsächlich mit der Entwicklung des Kindes beschäftigte und sich der Erforschung der kindlichen Psychose widmete. Dabei richtete sie ihr Interesse insbesondere darauf zu begreifen, wie der Säugling die außergewöhnliche Aufgabe der Trennung und Individuation bewältigt. Margaret Mahler entwarf eine nicht-autistische Theorie der Psychose, die sie als wahnhaften Versuch beschreibt, eine pathologische Symbiose mit der Mutter aufrechtzuerhalten. Die Beschreibung eines vom Autismus verschiedenen Zustandes führte sie zur Theorie über das, was die Autisten voneinander unterscheidet. Man muß sich jedoch darüber im klaren sein, daß diese Sichtweise eine Phase ursprünglicher und wohltuender Symbiose mit der Mutter in der Entwicklung des Babys voraussetzt, die als normal und unverzichtbar angesehen wird. Dennoch ist ihrer Meinung nach Wahnsinn, Psychose, keine reine Regression in diesen als glücklich empfundenen Zustand. Vielmehr handele es sich um eine ungesunde und grotesk verzerrte Nachahmung. Nach Mahler lebt man dann nicht mehr in einer Symbiose, die in der Tierwelt als eine gegenseitig nützliche Verbindung definiert ist, sondern in einer einseitig parasitären Beziehung.

Als Zeitgenossin von Kanner, der ebenfalls ihre Arbeit anerkannte, unterschied sie sich von ihm, indem sie ihr Hauptaugenmerk auf zwei ihr wesentliche Punkte richtete: Einerseits machte sie unter vielen psychotischen Schulkindern psychotische, doch nicht autistische Züge aus; andererseits – und dadurch beweist sie ihren psychoanalytischen Zugang – interpretiert sie den Autismus nicht so sehr als eine Behinderung, als einen Mangel ohne Sinn und Ziel, sondern als aktiven Selbstschutz. Sie schreibt: »Ganz langsam erst habe ich begriffen, daß frühkindlicher Autismus eine Art wahnhafter Selbstschutz gegenüber dem lebensnotwendigen und grundlegenden Bedürfnis nach Symbiose mit der Mutter oder einem Mutterersatz war. Und zwar während der ersten Monate im Leben des Kleinkindes.«[3]

Während ihrer Meinung nach das unter symbiotischer Psychose leidende Kind die Symbiose zu verlängern sucht, weil es sich von der Mutter nicht trennen will, verneint das autistische Kind das normale Bedürfnis nach Symbiose.

Das jedem Autismus spezifische Problem kristallisiert sich ihrer Meinung nach im ersten Lebensjahr heraus, »und es scheint zumindest in einem Zusammenhang mit einem vom vertrauensvollen Kind empfundenen Mangel zu stehen: der Enttäuschung, seinen Hunger nach Gefühlen, seine Bedürfnisse nach Zuneigung und Belohnung von der Mutter nicht befriedigt zu sehen«. Im psychoanalytischen Jargon bedeutet dieser »Hunger nach Gefühlen« das Verlangen nach Emotion, Liebe und Kontakt.

Margaret Mahler spricht also von einem Mangel beim Kind und meint das Fiasko in der Mutter-Kind-Beziehung. Für die Ursache der Störung macht sie keineswegs die Mutter verantwortlich. Sie deutet lediglich an, daß die Mutter im darauffolgenden zweiten Jahr damit gescheitert ist, den Mangel zu beheben. Der Mutter ist es nicht gelungen, »ein Gegengewicht zur Empfänglichkeit für eine allumfassende Angst dieser Kinder darzustellen«.

Diese kaum zu beherrschende Angst haben wir bei Liliane und Fabien beobachtet und zugleich gesehen, daß sie ihr gesamtes Wesen beherrscht und einen möglichen Umgang mit der äußeren, realen Welt zunichte machen kann.

Um diesen äußerst komplexen Sachverhalt verständlich zu machen, kann ich nicht umhin, auf einige spezifische Begriffe aus der Psychiatrie und Psychoanalyse zurückzugreifen. Diese werde ich benennen und versuchen, ihren Sinn eindeutig zu erklären. Ohne die dazugehörigen Begriffe als Orientierungspunkte können wir bei der Beschreibung der Entdeckungen eines so rätselhaften Bereichs wie des menschlichen Geistes nicht voranschreiten. Das verschafft uns zudem die Gelegenheit, auch ihre Entdecker lobend zu erwähnen.

Was ist eine Halluzination? Wir alle wissen, daß die Geisteskranken Halluzinationen haben, wenn sie zum Beispiel Stimmen hören. Bei extremer Müdigkeit können wir eine ähnliche Erfahrung machen, oder noch einfacher: Wir alle haben die Erfahrung gemacht, daß unser Geist eine Realität erschafft, die so wirklich scheint wie die Wirklichkeit, nämlich wenn wir träumen. Von Freud haben wir erfahren, daß jeder Traum zu irgendeiner äußeren Wirklichkeit in Beziehung steht. Während wir etwa von einer komplizierten Geschichte träumen, in der eine heulende Sirene vorkommt, schlafen wir noch eine Weile weiter ... bis uns ein hartnäckiger Wecker mit Sirenengeheul aus jenem Schlaf reißt, der den Traum beschützte.

Folgende Hypothese hat Freud über die ersten Augenblicke im Leben eines Säuglings aufgestellt: Im Augenblick, wo es dem hungrigen Säugling gelingt, sich Brust und Brustwarze der Mutter vorzustellen, kann er noch ein wenig schlafen. In der Wiege kann man gelegentlich Babys beobachten, wie sie anfangen sich zu regen, dann ihre Lippen zum Saugen spitzen, Saugbewegungen machen, lächeln und danach wieder ruhig einschlafen. Solche Vorstellungen können freilich keinen Körper ernähren, weshalb der Hunger zurückkommt und stärker wird, bis das Baby ihn nicht mehr ignorieren kann – glücklicherweise, denn sonst würde es verhungern. Hier liegt auch die Angst von Fabiens Eltern begründet, und wir stoßen auf die furchtbare Frage, ob seine Krankheit in so tiefen, fundamentalen Schichten wurzelt.

Für Margaret Mahler manifestiert sich der Unterschied zwischen einem lediglich psychotischen Kind und einem autistischen Kind in der Fähigkeit zu halluzinieren. Das autistische Kind verneint, ja radiert geradezu die Außenwelt mittels einer *negativen* Halluzination aus seinem Bewußtsein aus. Es negiert die Wahrnehmung, so wie ein erwachsener Patient etwa sein Spiegelbild negiert – während sich das psychotische Kind eine schreckliche, allmächtige Mutter herbeiphantasiert. Das ermöglicht es ihm, eine wahnhafte Symbiose aufrechtzuerhalten, von der es sich nicht lossagen kann, weil es nicht in der Lage ist, eine

Trennung sowie den Schmerz, den diese verursacht, zu ertragen.

In dem Maß, wie Liliane Fortschritte macht, bedarf sie keiner »helfenden Hand« mehr, um Musik zu hören – welcher unbeachteten Person diese Hand auch immer gehört hat. Sie taucht aus ihrem Autismus auf und hat Zugang zu einer psychotischen Kommunikation. Aber gegenüber einer wie eine archaische Göttin gearteten Mutter, die all ihre Bedürfnisse kennt und die Macht hat, sie zu befriedigen, das jedoch verweigert, fängt sie an, fürchterlich zu brüllen. Nun wird die Mutter nicht mehr negiert und negativ halluziniert, sondern als eine Allmächtige halluziniert, die alle Bedürfnisse Lilianes von innen heraus kennt und sie sogar von außen befriedigen kann: Gott.

Die ersten Beziehungen zwischen Mutter und Kind

In der normalen Symbiose entwickelt der Säugling dank der Liebe und Fürsorge seiner Mutter ein erstes, eigenes geistiges Leben. Ausgehend von dem Verlangen nach Nahrung entwickelt er das Verlangen nach psychischem Austausch und Kontakt, das sich auf den Trieb nach Nahrung »stützt«. Dieser Trieb fordert Befriedigung. Ein gesunder Gefühlshaushalt des Menschen beruht darauf, daß körperliche wie seelische Bedürfnisse weder vermischt noch gegeneinander ausgespielt, sondern im Gegenteil als Kräfte erkannt werden, die sich gegenseitig stärken und bereichern können.

Die Folge der Bedeutung der Mutter in dieser Beziehung bei der Entwicklung des Kindes ist eine starke Unruhe, wenn diese Beziehung aufgrund von Schwierigkeiten eines der beiden Beteiligten oder wegen einer Trennung gestört wird. Wie wir bereits wissen, wurde Liliane gleich nach der Geburt von ihrer Mutter getrennt, und das auch noch in einer Situation starker Unsicherheiten. Psychoanalytiker und Pädagogen kennen zudem jene verheerende Wirkung, die etwa eine tiefe Depression der Mutter bei dem Baby auslösen kann.

Gegen frühzeitige Trennungen

Die Kenntnis der Wichtigkeit frühzeitiger Mutter-Kind-Beziehungen bei der Bildung der Persönlichkeit hat inzwischen in der Medizin und im sozialen Bereich – etwa bei den Sozialarbeitern – zu einer Präventivbewegung geführt: Man zögert heutzutage, sogar einer schlecht erziehenden Mutter das Kind wegzunehmen, weil man den Schaden fürchtet, den das etwa in einem Heim erzogene Kind dadurch erleiden würde. Manchmal erweist sich die Medizin als schlechter denn die Krankheit. Das heißt allerdings nicht, daß man gar nichts unternehmen darf. In unserer Tagesklinik werden auch Kinder betreut, deren Probleme mit Erziehungsschwierigkeiten oder Krankheiten der Eltern zusammenhängen. Während es medizinisch umsorgt und von qualifizierten Kräften – Mitmenschen, die ihm helfen, sich aufzubauen – erzogen wird, kann es auch den Kontakt zu seinen Eltern aufrechterhalten.

Im gesamten Medizinbetrieb finden sich heute keine Kinder mehr (das hoffe ich zumindest), die nur deswegen von ihren Müttern getrennt und in »die frische Luft« der Berge abgeschoben wurden, weil sie Wachstumsprobleme hatten. (Der kleine Don wurde noch vorsorglich in ein Tbc-Sanatorium verschickt und brachte davon lediglich ein neues autistisches Symptom mit: ein fortwährendes Schaukeln.) Andere reagierten auf noch schlimmere Weise, indem sie nur noch dahinsiechten, woraufhin man auf die glänzende Idee kam, ihren Aufenthalt um weitere sechs Monate zu verlängern.

Die Kenntnis der Wichtigkeit der engen psychischen Beziehungen für den Säugling und seines Bedürfnisses nach Liebesbeweisen seitens der Mutter hat in der Kinderheilkunde dazu geführt, daß die Mütter bei ihren Babys schlafen können. In bestimmten modernen Kliniken ist das Personal dafür ausgebildet, Mütter und Väter in die Betreuung einzubeziehen, anstatt sie hinter die Trennscheibe zu verbannen. Aber man braucht viel Zeit, um den Eltern zu zeigen, wie sie sterile Kleidung anziehen sollen. Wenn man das Kind vor den Augen seiner Eltern behandelt, muß man ihm im übrigen mit mehr Respekt und Rücksicht begegnen. Man muß gleichzeitig deren seelische Ängste und ihren Schmerz auffangen. Das sind schwere Aufgaben für das Personal in den Kinderkliniken, die es zudem verpflichten, neue, andere Wege als die rein technischen bei der Behandlung einzuschlagen. Das alles ist die Mühe wert, denn der Vorteil ist beachtlich – lebenswichtig für das Kind, das sich, wie man heute weiß, besser gegen Krankheiten und sogar den Tod wappnen kann, wenn es in einer Situation affektiven Austausches ist. Dieser lindert auch physischen und psychischen Streß infolge von Krankheiten und schweren Verletzungen. Auch um den Preis einer schwer erträglichen Situation ist es für die ganze Familie wichtig, das Baby begleiten zu können, anstatt von ihm getrennt zu leben und in einem unerträglich ohnmächtigen Wartestand zu verharren. Zudem glaube ich, daß unsere Pflegekräfte mehr von der Freude und dem Glück angesichts eines geheilten Kindes empfinden, wenn sie zuvor auch die Ängste und Verzweiflung der Eltern geteilt haben.

Eine schwermütige Mutter

Es kommt vor, daß eine Mutter sich von sich selbst entfernt: Dann ist sie zwar körperlich anwesend, doch nicht wirklich präsent. Sie schwimmt in einer tiefen Depression, wird von ihren Problemen hinabgezogen, ist nicht mehr ansprechbar. Im Picasso-Museum in Barcelona hängt ein Bild, das *Los Despistados – Die Verirrten –* heißt. Es zeigt eine Frau mit leerem Blick. Auf ihren Knien hält sie, ohne es zu beachten, ein Baby, das denselben leeren Blick auf den Betrachter richtet. Ihre Blicke kreuzen sich nicht. Sie sind sich ähnlich, doch jeder hat den anderen aus den Augen verloren, und die Augen der Mutter sind für das Kind kein Spiegel mehr, in dem es sich wiederfindet.

Ich entsinne mich an Ausbrüche von Aufruhr, als man während eines Kongresses ein Film-Experiment vorführte, das sich *still face*,[4] das unbewegte Gesicht, nannte. Dabei hatte man ein Kind gefilmt, auf dessen heftige Anstalten, sich ihm zuzuwenden, die Mutter nur mit gleichgültigem Gesicht reagierte.

Während die Mutter diese Gleichgültigkeit aufrechterhielt, geriet das Kind in immer größere Bestürzung: Zunächst hampelte es herum, lachte, versuchte mit seinen bescheidenen Mitteln die Aufmerksamkeit auf sich zu lenken, dann schien es hoffnungslos verloren und weinte. Babys, die weinen, wollen gewöhnlich auf diese Weise die Mutter rufen, die in unserem Fall bereits zugegen war – auch wenn sie *in Wirklichkeit* nicht da war. Ihr ausdrucksloses Gesicht, das sie gegenüber seinen Tränen aufsetzte, beginnt das Baby wirklich zu verwirren. Es gerät völlig aus der Fassung, seine Verzweiflung ist total. Zeitweilig flüchtet es sich in eine Art Benommenheit, zieht sich ganz in sich selbst zurück.

Wie oft haben wir in unserem Leben auf das Verlangen nach Beachtung nicht reagiert, ohne daß wir eine ähnliche Erschütterung bei einem Kind hervorgerufen (oder sie zur Kenntnis genommen) haben? Möglicherweise öfter am Tag, nämlich immer, wenn wir gelesen oder mit jemand anderem gesprochen haben. Wegen einer anderen Sache oder eines anderen Menschen haben wir einfach ein Kind vergessen. Es kann das verstehen, was nicht heißt, daß es das auch zu schätzen weiß. Hier handelt es sich nicht um den oben beschriebenen leeren Blick, sondern um das Betrachten eines anderen, die Hinwendung zu einem Fremden. Das kann zu Eifersucht bei dem Baby führen, folglich der Situation einen Sinn verleihen. Das bekannte Chanson von Michel Jonasz illustriert sehr gut diesen womöglich vorzuziehenden Schmerz, wenn er singt, daß sie ihn wegen eines anderen verlassen hat, »aber nicht wegen ihm selbst«.

Wie die körperliche Trennung, so kann auch eine Depression der Mutter – die manchmal Folge eines Trauerfalls ist, die tief sein kann oder unerkannt, oder auch ganz verschwiegen – die seelische Gesundheit des Kindes schwer zerrütten.

Manche Kinder widerstehen solchen Situationen wesentlich besser als andere, kommen damit besser zurecht, vertauschen gar gelegentlich die Rollen, indem sie ihre Mutter bemuttern.

Wenn auch eine medikamentöse Behandlung notwendig sein sollte, kann man heute die psychologische Hilfe nicht hoch genug einschätzen, wenn Mütter in Depressionen stürzen, die sich trotz der Anwesenheit eines Babys zu Hause in großer Einsamkeit ausdrückt. Ich meine nicht die paar Tage des sogenannten *baby blues*, jenes ein wenig depressiven Augenblicks, der normalerweise jeder Geburt folgt. Dabei trauert man dem vergangenen Zustand der engen Verbindung zu dem Kind nach, die durch die Geburt zerrissen wurde. Ich spreche von den Monaten, die darauf folgen. Eine wichtige Rolle bei der Prävention hat dabei das ganze Umfeld – der Vater, der Arzt oder der Kinderarzt – zu spielen.

Wird man also wegen des Bruchs solcher Verbindungen zum Autisten? Darauf beharren jedenfalls diejenigen Psychoanalytiker, die sich des Problems angenommen haben, immer wieder, wenn sie die grundlegende und grundsätzliche Bedeutung der Rolle, die die Beziehung zur Mutter hat, immer wieder hervorheben, ohne dieser eine direkte Verantwortung zuzuschreiben. Sie – die Mutter – ist sowenig für die eigentlichen Fähigkeiten ihres Kindes verantwortlich, sowenig sie seine Behinderung durch Prügel ungeschehen machen kann. Doch die Erkenntnis der Wichtigkeit der außergewöhnlichen Beziehung zur Mutter wird jenen Oberwasser geben, die das Scheitern dieser Beziehung allein der Mutter ankreiden.

Bettelheims Versuch

Im Frühjahr 1990 hat sich Bruno Bettelheim das Leben genommen. Er war alt, allein und litt zudem unter Lähmungserscheinungen. Was für ein trauriges Ende für einen so fürsorglichen Menschen. Nachdem er die Konzentrationslager der Nazis kennengelernt hatte, widmete er sein Leben psychotischen und autistischen Kindern, um sie aus ihrer fatalen Eingeschlossenheit zu befreien. Für sie hat er in Chicago eine spezielle Schule – logopädischer Art – gegründet. Jedoch erst die Fernsehsendungen des Filmemachers Daniel Karlin und des Psychiaters Tony Laine über Bettelheim in den siebziger Jahren haben seine Thesen vom frühkindlichen Autismus in Frankreich einer großen Öffentlichkeit bekannt gemacht. Bereits die Titel seiner Bücher verdeutlichen sein Denken. In »Themen meines Lebens« berichtet er über seine Erlebnisse im Konzentrationslager, »Der Weg aus dem Labyrinth« und »So können sie nicht leben« beschreiben den kindlichen Autismus und Bettelheims Lehre. Wie treffend das Bild von der »leeren Festung«, das uns davor warnt, uns hinter der autistischen Mauer verborgene Schätze vorzustellen. Nur aus einer Wechselwirkung zieht man Gewinn.

Ausgehend davon, daß die Mütter ihre Kinder falsch erzogen hatten, kam Bettelheim zu der Schlußfolgerung, daß man sie dann eben ersetzen müsse. Seine Schule nahm nur Kinder auf, die deren Familien nicht mehr wollten. Er schlug ihnen eine Art Adoption vor. Sie sollte so lange dauern, wie er dafür brauchte, das Kind dank einer neuen positiven Erfahrung soweit zugänglich zu machen, daß er den Grundstein zu einer normalen geistigen Entwicklung legen konnte. Das konnte allerdings Jahre dauern. Er glaubte fest an eine Art »Neugeburt«, vor allem, wenn sie unter guten Bedingungen stattfand.

Aus seiner Menschenfreundlichkeit und dem unbeugsamen Respekt, den er dem Kind entgegenbrachte, können wir viel lernen. Er betrachtete es immer als Persönlichkeit, auch wenn diese zu dem bestimmten Zeitpunkt nicht in der Lage war, ihn anzunehmen oder herauszufordern. Seine Bemühungen forderten von seinen Mitarbeitern ein extremes Engagement und ständige Verfügbarkeit, da sie persönlich in diese Versuche eingebunden waren. Dabei war Bettelheim keineswegs naiv, wie der Titel eines seiner Bücher – »Liebe allein genügt nicht« – hinreichend beweist.

Sein Standpunkt war rein professionell. Er glaubte nicht, daß Eltern autistischer Kinder diese nicht liebten. Dennoch meinte er ganz ernsthaft, daß sie sich irgendwie falsch verhielten und dieses Fehlverhalten auch der Grund der krankhaften psychischen Entwicklung dieser Kinder sei. Mit unseren heutigen Erfahrungen und nach den Rückschlägen können wir diese Sicht der Dinge nicht mehr aufrechterhalten. Bettelheim hatte zunächst bei einem Teil der amerikanischen, dann auch bei europäischen Eltern heftige Proteste hervorgerufen, die sich auch heute noch fortsetzen.

Wenn man der Verantwortung der Eltern zu großes Gewicht beimißt

Wie wir gesehen haben, wurde der Psychotherapie durch die Einbeziehung der Mutter-Kind-Beziehung eine Hoffnung auf Heilung eröffnet, indem man auf eine psychische Entwicklung zurückgreifen konnte. Dabei hofft man, zu jenem Stadium zurückkehren zu können, an dem die krankhafte Blockade entstanden war, und eine positive Symbiose zu bilden, von der aus die Entdeckung des anderen möglich werden sollte. Aber vor allem in Frankreich sind einige Psychoanalytiker weiter gegangen: Während der Sitzungen mit den Eltern autistischer Kinder haben sie Phantasien von grausamer Gewalt, Vernichtung und Tod zutage gefördert.

Ich zweifle nicht an diesen Phantasien, auch nicht daran, daß von bestimmten Menschen verbrecherische Handlungen begangen werden; aber es sind Handlungen und keine Phantasien. Im übrigen sollten wir versuchen, kriminelles Verhalten zu verstehen, was nicht bedeutet, es auch zu entschuldigen oder die Täter von Schuld freizusprechen. Ich finde es auch bedauerlich, wenn man Geisteskranken für ihre kriminellen Taten die Verantwortung abspricht. Ich würde es vorziehen, wenn man ihre Verantwortung zwar abschwächt, sie ihnen dennoch vor Augen hält und die Täter entsprechend ihrer Fähigkeit zu begreifen bestraft. Mordlust und ein tatsächlich begangenes Verbrechen sind zwei sehr unterschiedliche Dinge. Ein Psychoanalytiker sollte niemals die Geschichten, die ein Patient aus seinem Leben erzählt, mit der Realität gleichsetzen. Wie dieser Patient darstellt, mit einem Kind umgegangen zu sein, vor allem, wenn er starke Schuldgefühle hat und glaubt, sein Kind falsch und verantwortungslos erzogen zu haben, entspricht nicht unbedingt der Wirklichkeit. Selbst die überzeugendste Geschichte kann uns zum Narren halten. In psychiatrischen Gutachten findet man oftmals Patientengeschichten, die folgendermaßen beginnen: »Unerwünschte Schwangerschaft«. Das ist traurig, doch genügt das zur Erklärung der späteren Schwierigkeiten? Ist es sicher, daß der »Wunsch nach einem Kind« dessen Schicksal zwangsläufig bestimmt? Nach einer Theorie von Lacan – die womöglich hier zu naiv wiedergegeben wird – strukturiert sich die Psyche allein durch äußere Einflüsse. Dem »unbewußten Verlangen« nach Mutterschaft wird auf diese Weise ein allmächtiger Einfluß auf das Kind eingeräumt.

Ich zweifle auch an Maud Mannonis Ernsthaftigkeit, wenn sie schreibt, daß das behinderte Kind eine Art Reaktion auf »die Wünsche seiner Mutter« sei. Da ich eigene, andere Erfahrungen gemacht habe, ziehe ich auch ihre klinischen Untersuchungen in Zweifel. So klingen mir noch die Erklärungen einer Mutter in den Ohren, deren Kind in der Vorschule einfach nicht lesen lernen wollte.

Des weiteren erzählte sie mir, daß der Vater des Kindes nicht dessen richtiger Vater sei, der Junge dies jedoch nicht wisse. Weiterhin erfuhr ich von der Mutter, daß sie ihren Lebensgefährten getroffen habe, als ihr Kind zwei Jahre alt war, daß Sohn und Pseudo-Vater nicht dieselben Namen hätten und daß die beiden unterschiedlichen Namen gut lesbar an der Türklingel angebracht waren. Ich muß nicht noch erwähnen, daß ein zweijähriges Kind sehr wohl mitbekommt, was in seiner Umgebung geschieht, und daß es in dem Augenblick, wo es lesen kann, die beiden Namen auf der Klingel wahrnimmt. Zudem frage ich mich, was sich die Mutter dabei dachte, als sie dies alles in Anwesenheit ihres Sohnes berichtete und er dennoch sein Spiel nicht unterbrach ...

Es gibt Eltern, die ihren Kindern wahrhaftig das Leben nicht leichtmachen, angefangen bei der Entwicklung ihrer Neugier. Wie meine Kollegen bin auch ich davon überzeugt, daß dieses Kind *wußte, daß es nicht wissen durfte*. Solche Eltern nehmen in Kauf, daß ihr Kind geradezu gewalttätig in der Entfaltung seiner weiteren Fähigkeiten gehemmt wird. Jede Psychiatercouch könnte viel vom verstümmelnden Einfluß von Familiengeheimnissen berichten. Aber deshalb wird man noch lange nicht zum Geisteskranken oder Autisten.

Die Frage, ob solche stark gestörten Beziehungen zwischen Mutter und Kind zu noch schwerwiegenderen Störungen führen können, kann man sich zwar stellen, jedoch nicht unbedingt bejahen. Vorwürfe muß man Psychoanalytikern aller Richtungen machen, die daraus direkte Kausalzusammenhänge ableiten.

Die Eltern von autistischen Kindern – wie etwa jener von Kanner beschriebene Vater – bringen sich, nur um dem

Analytiker zu »helfen«, gelegentlich selbst durch ihr Geschwätz in ein seltsames Licht. So auch jener Vater, der mir erzählte, er habe seinen sprachlosen, autistischen Sohn zu seiner Geliebten mitgenommen. »Er kann ja seiner Mutter nichts erzählen«, fügte er noch zynisch hinzu. Ist dieser Zynismus aber nicht auch eine Abwehr gegenüber einer unerträglichen Verletzung seines Selbstwertgefühls? Um sich seine Männlichkeit zu beweisen, sucht er womöglich Eroberungen zu machen und brüstet sich zudem damit vor mir. Ich glaube nicht, daß man daraus den Schluß ziehen kann, daß er sich einen Sohn wünschte, der nicht sprechen kann.

Zu höchster Aufmerksamkeit ist jeder Psychoanalytiker aufgerufen, wenn er von Todeswünschen eines Elternteils gegenüber dem behinderten Kind hört oder sie ihm zugetragen werden. Seit langem weiß man jedoch, daß das Umgekehrte gilt: Es handelt sich um nichts anderes als um den Ödipus-Komplex. Selbst erwachsen und Elternteil geworden, hat das einstige Kind den Wunsch zu töten nicht verloren. Mehr noch: Die kindlichen Rivalitäten sind durch die Tatsache der Elternschaft, des Wechsels des subtilen Beziehungsgeflechts, wieder neu erwacht. Doch der Haß der Mutter gegenüber dem Kind ist teilweise verdrängt, denn er würde das Bild von der sogenannten Guten Mutter, das wir schließlich alle in uns bewahren wollen, schwer beschädigen. Im übrigen sind wir dazu veranlagt, solche uns aus der Fassung bringenden Frauen dem Henker auszuliefern, in den Märchen für unsere Kinder tummeln sich schließlich scharenweise Hexen. Denken wir nur an die »Vermischten Nachrichten« in unseren Zeitungen: Um unsere Illusionen aufrechtzuerhalten, muß jede kriminelle Mutter gleich zu einem Monster werden, das in der menschlichen Gemeinschaft nichts zu suchen hat. Doch der frühkindliche Autismus entlarvt alle Illusionen, und wir erkennen klar, was gewöhnlich verborgen wird – wie die erschütternde Liebe jener Mutter, die einmal während einer Elternversammlung sagte, daß sie lieber zusammen mit ihrem Sohn sterben wolle, als eines Tages von ihm getrennt zu leben; oder wie die Zurückweisung mancher Eltern ihres behinderten Kindes oder der Wunsch, es tot zu sehen, da es in gewisser Weise den Platz des wunderbaren Kindes eingenommen hat, das man sehnsüchtig erwartet und geliebt hatte.

In manchen Science-fiction-Geschichten nimmt ein Außerirdischer Menschengestalt an, indem er diesen Menschen tötet. Man kann diejenigen, die das Opfer geliebt haben, verstehen, wenn sie versuchen, den Feind – und damit den einstmals geliebten Körper – zu töten. Nachdem sie erkannt haben, daß er von Außerirdischen in Besitz genommen worden ist, wird dieser Körper in dem Maß, wie er früher geliebt worden war, nun zum Gegenstand einer heftigen Abneigung.

Auf die gleiche Weise glaube ich, daß bestimmte Todesphantasien und Ablehnungsverhalten der Eltern mehr über deren Enttäuschung und Frustration gegenüber der Krankheit ihrer Kinder aussagen als über deren Ursprung.

Für die menschliche Psyche sind nicht Haß oder Grausamkeit, sondern Teilnahmslosigkeit, Indifferenz und Nachlässigkeit tödlich.

Mit Frances Tustin
ins Innerste des Geistes

Wir müssen jetzt eine Reise unternehmen, die uns in eine Sphäre führt, aus der sowohl die Tatsachen verbannt sind, die unser äußeres Leben prägen, als auch unsere Überzeugung von unserer inneren Wirklichkeit und dem Gefühl zu sein. Mehr noch: Wir dürfen uns diese beiden Sphären nicht mehr getrennt voneinander vorstellen, wir müssen sogar ihre Unterscheidung in Frage stellen. Um uns über letzteres klar zu werden, müssen wir noch einmal zu Mélanie Kleins Beschreibung der »projektiven Identifikation« zurückkehren.

»Die projektive Identifikation«

Versetzen wir uns einmal in die ersten Monate des Lebens eines Säuglings hinein. Seine Psyche hat ihm längst noch nicht signalisiert, daß er als eigenes Wesen existiert, weiß jedoch bereits sowohl Schmerzliches, etwa Hunger, zu erkennen und abzulehnen als auch Gutes zu schätzen und sich anzueignen, wie etwa die Mutterbrust. Mélanie Klein glaubt nun, daß das Baby auf Anhieb darüber Bescheid weiß, daß es »da draußen« etwas oder jemanden gibt, von dem man Gutes erwarten darf, daß es jedoch auch eine Quelle der Gefahr ahnt. Die Babypsyche besteht auf klarer, absoluter Trennung von äußerer Wohltat und Gefahr. Was nun den Hunger und seine Befriedigung angeht, kann es niemals sicher sein. Mélanie Klein spricht in diesem Zusammenhang von der »guten« und der »bösen Brust«, die jegliche Quelle von Liebe und Haß symbolisieren. Die äußere Welt erhält ihre Struktur durch das Gute und das Böse. Ohne daß wir etwas über den Erzähler wissen, können wir in einem Roman zweifellos sowohl das Gute als auch das Böse sofort identifizieren – so wie in den alten Western, wo die Guten weiße und die Bösen schwarze Hüte zu tragen pflegten. Auch wenn die Wirklichkeit nicht so einfach ist, lieben wir es, sie uns einfach zu gestalten, indem wir jemandem, der uns beunruhigt oder uns feindlich gesinnt ist, bestimmte Merkmale zuordnen. Das heißt, wir *projizieren* auf ihn bestimmte Details, die in uns bereits vorhanden sind: unsere Angst, unsere Gewalttätigkeit, unseren Haß. Die Projektion ist umfassend. Sie ist verantwortlich für die größten Vergehen der Menschheit – wie etwa Rassismus, Fanatismus und Fremdenfeindlichkeit. Das Problem ist, das diese Projektion ursächlich auch bei unseren Beziehungen zum Nächsten eine Rolle spielt. In der Liebe bietet sie uns die so merkwürdige wie wichtige Illusion, daß irgend jemand bewegt werden könnte, uns positive Gefühle entgegenzubringen, das heißt, uns zu lieben. Natürlich denken wir das nur von jemandem, den wir selbst bereits lieben ... So wie Liebe und Haß ansteckend sind, wird diese Illusion oft Wirklichkeit. Wir haben größere Lust, die zu lieben, die uns positive Gefühle entgegenbringen – so wie jene, die uns angreifen, unseren Haß ernten. Das Phänomen der Projektion kann gewisse Kriege erhellen, aber auch so manche Liebe auf den ersten Blick erklären. Auch Freud würde diese spezielle Art, mit anderen in Kontakt zu treten, nicht leugnen. Sie ermöglicht wenigstens teilweise die Vermittlung zwischen den eigenen Gefühlen und denen des anderen. Freud würde auch nicht gewisse krankhafte Mechanismen der Projektion leugnen. Beispielsweise erklärt er, daß der Paranoiker, der sich in seinem Wahn den homosexuellen Nachstellungen eines Nachbarn ausgesetzt sieht, auf diesen seine eigene, ihm dennoch weiterhin unbekannte Homosexualität projiziert.

Die nationale Identität ist ein gutes Beispiel für die notwendige Projektion des Schlechten auf Fremde. Sie nutzt der Entwicklung eines Nationalgefühls beim Aufbau eines Landes beträchtlich. Schon in der Marseillaise, der französischen Hymne, heißt es: »Laßt uns ziehen, Kinder des Vaterlandes, die blutige Standarte ist gehißt«. Wir wissen ebenso, daß kriegslüsterne Länder ihre Kriegswut auf andere projizieren und dennoch andauernd davon reden, sich nur im Falle eines Angriffs verteidigen zu wollen. Mélanie Klein erkannte als erste, daß die Psyche von Kleinkindern sich die Fähigkeit zuschreibt, aktiv *im Inneren* des anderen das zu kontrollieren, was projiziert wird.

Hier läßt sich ein Zusammenhang mit der Freude größerer Kinder erkennen, die sie empfinden, wenn sie Spielzeuge per Fernbedienung bewegen. Während ihrer Sitzung heute morgen hat mich ein kleines, nicht psychotisches Mädchen gebeten, einen Stift in die Hand zu nehmen und dabei die Augen zu schließen. Daraufhin ergriff sie meine Hand, setzte sie auf ein Blatt Papier und befahl mir, wie ein Roboter einfache geometrische Linien auf das Blatt zu zeichnen. Als ich meine Augen öffnete, erkannte ich ein Haus auf dem Papier. Wer hat nun diese Zeichnung angefertigt? Um noch einmal den Vergleich mit einem Land zu ziehen: Wir können uns vorstellen, daß die Herrschenden des einen die Regierenden eines gegnerischen Landes viel besser manipulieren könnten, wenn sie ins Innere bis in deren Exekutive hinein Spione einschmuggeln würden. Es ist nicht zu übersehen, daß unsere Fiktion sich mit der

Wirklichkeit deckt, denn Spionage ist ein alltägliches Geschäft. Das ist natürlich nicht der Fall bei Geisteskrankheit – und der oben genannte junge Mann wird wenig Glück dabei haben, die (homoerotische) Aufmerksamkeit seines Nachbarn auf sich zu ziehen.

Ein fünfjähriges psychotisches Kind, das ich früher einmal behandelt habe, sagte einmal während der Sprechstunde: »Mama ist so böse, weil sie nicht essen und nicht schlafen will.« Es projizierte in seine Mutter seine eigene Unartigkeit, wenn sie es zwang zu essen und zu schlafen, indem es sie bis hin zum Schimpfen imitierte. Der Preis für seine Vereinfachung der Welt war hoch: Es konnte nicht das Personalpronomen »ich« benutzen, wußte nicht, wer nun wer war, und hatte deshalb zweifache Angst vor seiner eigenen Mutter.

Auf der anderen Seite hat der Säugling, der vor Hunger schreit, keine Möglichkeit, sich von seinem hungrigen Magen zu befreien. Dennoch wird er erhört werden: Das Wunder der mütterlichen Fürsorge, die Beachtung, die sie seinen Bedürfnissen schenkt, wird durch seine Schreie geweckt und alarmiert. Sie gibt ihm die Brust, läßt den Schmerz verschwinden, sorgt für Frieden und stärkt seinen Glauben an eine »gute Brust«. Auf eine gewisse Weise – so haben es jedenfalls Mélanie Kleins Nachfolger interpretiert – hat die Mutter wiederum die Projektion des Unwohlseins und des Schmerzes ihres Kindes verinnerlicht und entsprechend ihren Möglichkeiten seine Realität zum Guten hin verändert – Möglichkeiten, über die das Baby noch nicht verfügt. Diese bringt sie ihm nahe, indem sie ihm beweist, daß eine Veränderung möglich ist und es Vertrauen zum Leben haben kann.

»Psychotische Depression« nach Winnicott

Donald W. Winnicott, der immer darauf bedacht war, daß man der psychischen Einheit, die die Mutter-Säuglings-Beziehung bildet, Rechnung trägt, hat eine spezielle Form der psychischen Katastrophe beschrieben: den Verlust des guten und freigebigen Objektes der Liebe, bevor das Baby in der Lage ist, die Trennung von der Mutter zu verstehen. Wenn das Baby die Brust verliert, habe es das Empfinden, eines Teils seines Mundes verlustig zu gehen, den es mit der Erfahrung des Gestilltwerdens in Verbindung bringt. Es verliert nichts weniger als seine eigene Persönlichkeit. Das ist nicht nur ein unersetzlicher Verlust, es ist ein Riß, ein Auseinanderreißen seiner selbst.

Diese Art der Beschreibung mag uns seltsam erscheinen, dennoch trägt sie dem Rechnung, was uns jene Psychotiker übermitteln, die mit Worten ihre Ängste ausdrücken können. Gefühle von unendlichem Fallen in den Abgrund, Brüchen des Seins, Leere, in der unbeschreibbare Angst herrscht, geben Ängste vor Zerstückelung und den Schrecken vor dem Nichts wieder.

Frances Tustin, die wertvolle Praktikerin

In ihrem ersten Buch, »Autism and Childhood Psychosis«,[5] beschreibt Frances Tustin die Geschichte des kleinen John, eines autistischen Kindes, das sie seit dem Alter von dreieinhalb Jahren in einer Psychotherapie behandelte. Nach drei Monaten warf John seinen Kreisel, sein autistisches Objekt, mit dem er sich andauernd beschäftigte, an die Decke, woraufhin es auf dem Boden zerbrach und dort sein Inneres zerstreute. Klar und deutlich, wenn auch mit betrübter Miene, sagte John »kaputt« und »oh, mein Gott«. Infolge dieser ersten Erfahrung mit einer niederschmetternden Realität verbrachte er eine lange Zeit in Verwirrung und Rückentwicklung, wobei er während der Sprechstunden mit seinem Speichel oder seinen Nasenpopeln spielte, mit seinem Kot oder der Knetmasse oder mit seinem Penis. Dieser Phase schloß sich drei Monate später folgendes Verhalten an: Während er den Knopf eines Polsters drückte, sagte er immerzu »Papa. Papa«. Seine Psychotherapeutin weist darauf hin, daß während dieser Zeit sein Vater von zu Hause abwesend war. Schließlich nannte er eines seiner Spielzeuge, einen Autobus, den »roten Papa-Bus«. Während seiner wilden Wutausbrüche – Tustins Interpretation zufolge wurde ihm bewußt, daß das Spielzeug nicht Teil seiner selbst war – kam es immer wieder vor, daß er »Kaputt. Weg. Mein Gott!« sagte. Das führt uns zu der wertvollen Erkenntnis, daß ein Sinn in den furchtbaren, für autistische Kinder so charakteristischen Wutanfällen liegt.

Die notwendige Geduld bei der Behandlung hat sich schließlich nach einhundertachtzehn Sitzungen als sinnvoll erwiesen, als, wie die Autorin uns berichtet, John zum erstenmal das Pronomen »ich« verwendete. Nachdem er den roten Bus zertrümmert hatte, sagte er: »Ich repariere ihn. Ich repariere ihn.«

In ihrem zweiten Buch[6] präzisiert Frances Tustin bezüglich dieses Falles, auf welche Weise das Baby das Saugen empfindet, nämlich »als einen weichen, aufnahmefähigen Mund, der in seiner Mitte mit einer Art harter Spitze züngelt«. Sie fügt hinzu, »daß die Kinder von dieser Empfindung als von einem ›Knopf‹ sprechen«. Als John einmal ein Baby an der Brust nuckeln sah, war er höchst interessiert an diesem Vorgang. Während einer Sitzung formte er einmal vier Stifte zu einem Kreuz und nannte sie »Brust«. Dann griff er sich an den Mund und sagte »Knopf in Mitte«. Diese Darstellung einer Art Fusion der Schnittpunkte aus horizontalen und vertikalen Stäbchen ist auch von anderen Klinikern beobachtet worden. Tustin zitiert desgleichen die Arbeit der Pariser Psychiaterin und Psychotherapeutin Geneviève Haag, die ähnliches Verhalten vorgefunden hatte, über das sie miteinander diskutieren konnten.

Um es zu verlängern, fügte John seinem Gebilde noch ein paar Stifte hinzu und rief dabei »größere Brust«. Doch das verärgerte ihn sogleich, er brachte die Stifte durcheinander und meinte abrupt: »Brust kaputt«. Tustin interpretierte diese wütende Reaktion des Kindes so, daß es vergeblich nach einer großen Brust verlangt hatte. Da beeilte er sich: »Ich mach' das schon. Ich mach' das schon«, zu sagen und: »Loch weg. Knopf oben. Knopf oben«.

Das schwarze Loch

Dieser Begriff bedeutet, daß eine »kaputte Brust« ein »Loch« hinterläßt. Im übrigen erklärt uns die Autorin, sie selbst habe erwartet, daß John zur Kennzeichnung seines Gebildes das Wort »Brust« benützen würde.

Im Verlauf der weiteren Behandlung nannte John dieses Manko, das Fehlen seiner eigenen Mund-Brust-Beziehung, das »schwarze Loch« oder »das schwarze Loch mit dem bösen Stachel«.

So ein schwarzes Loch findet sich sowohl in den Zeichnungen psychotischer Kinder als auch ehemaliger Autisten. Auf diesen Bildern versuchen die Kinder jedesmal ängstlich den Mund irgendwelcher Männchen zu schwärzen. Das schwarze Loch kommt selbst in den Bildern unserer Dichter vor: So spricht etwa Gérard de Nerval (1808–1855) von der »schwarzen Sonne der Melancholie«. Tustin deutet das schwarze Loch, eines der typischsten Kennzeichen der Depression, als eine Drohung, welche der Psyche derjenigen auflauert, die noch kein Vertrauen in die Liebe gefaßt haben. Sie beschreibt das schwarze Loch wie eine Hölle, die nicht, wie in der Religion, auf den Verlust der Liebe beschränkt ist – dies wäre eine relativ optimistische Sicht der Dinge, denn der Verdammte weiß zumindest, wer er ist. Hier hingegen bedeutet der Sturz ins schwarze Loch den Verlust jeglichen Raum- und Zeitgefühls, den Verlust seiner eigenen Einheitlichkeit, Geschlossenheit, also die Fähigkeit, »in seinem Sein auszuharren«. Dieser Ausdruck stammt übrigens auch aus ihrem letzten Buch, dessen Übersetzung ins Französische folglich präzise »Das Schwarze Loch der Psyche«[7] lautet.

Frances Tustin hat ihre Auffassung von der Angst, die das schwarze Loch offenbart, weiterentwickelt. Dabei stellt sie die Existenz einer Projektion in Frage – die für Mélanie Klein, wie wir gesehen haben, eine allgemeingültige Regel war –, und zwar zugunsten der Annahme, daß die Menschen angeborene Ängste haben, ähnlich den Ängsten vor einem wilden Tier. Es ist in der Tat bewiesen, daß Tiere vor einem Raubtier, das ihre Art bedroht, instinktiv flüchten, auch wenn sie ihm zuvor niemals begegnet sind.

Den Terminus »Schwarzes Loch« benutzt im übrigen auch die Astrophysik, um außergewöhnliche Himmelsobjekte zu bezeichnen, die eine ungewöhnlich dichte Masse bei einem sehr kleinen Volumen haben. Deren Dichte ist so stark, daß nicht einmal das Licht sie durchdringen kann, daher der Name. Jegliche Materie, die sich ihm nähert, wird von seiner permanenten Implosion angezogen und verschluckt. Somit ist dieser Begriff auch eine schöne Metapher für eine zusammengebrochene Psyche, die in ein schwarzes Loch katastrophaler Depression gezogen wird. Da diese Psyche nicht in der Lage ist, der Schwermut die Stirn zu bieten oder Trauer zu empfinden, vernichtet sie sich darin selbst.

Wie kann man diesem schwarzen Loch entrinnen? Obwohl Tustin glaubt, daß sein Ursprung in der abrupten Trennung von jener freigebigen und quasi mystischen Mutter-Brust liegt, verleitet ihre langjährige Erfahrung sie nicht dazu, die Mutter dafür verantwortlich zu machen, sondern liefert uns eine wertvolle Erklärung: Jemandem etwas erneut zu geben, hilft nicht, das zu kompensieren, was vorher nicht richtig erlebt worden ist. Das heißt, daß man das autistische Kind nicht heilen kann, indem man ihm eine Mutter gibt. Das Ergebnis hängt allein von der Kreativität des Kindes ab, und sämtliche Bemühungen des Analytikers zielen darauf, daß es selbst seinen Schrecken überwindet. Der einzige Ausweg aus dem schwarzen Loch führt über den Weg des Austausches mit der äußeren Welt und mit den anderen Menschen – doch diesem Austausch steht wiederum das Bedürfnis nach »tyrannischer Kontrolle« entgegen, welches das kranke Kind entwickelt hat, um sich zu schützen.

In der Tat haben wir den von uns beobachteten Autismus als krankhafte Versuche des Selbst interpretieren können, aus dem schwarzen Loch zu entfliehen. In diesem Zusammenhang deuten wir die kaum zu bändigenden Wutausbrüche als Ergebnisse fehlgeschlagener Versuche, die Mechanismen autistischer Geborgenheit aufrechtzuerhalten.

Nach Tustin versucht das Kind, das schwarze Loch entweder durch »autistische Objekte« auszufüllen oder es durch »autistische Formen« zu verdrängen.

»Autistische Objekte«

Sie entstammen aus körperlichen Empfindungen, die das Kind durch seinen eigenen Körper entdeckt und die ihm jederzeit zur Verfügung stehen. Dabei handelt es sich immer um Empfindungen in Verbindung mit Härte. Beispiele dafür sind etwa harte Exkremente oder hartgewordene Popel ebenso wie Muskelkontraktionen der Zunge, Versteifungen anderer Körperteile oder gar des gesamten Körpers. Auf diese Weise kann man auch das seltsame Verhalten gewisser Kinder verstehen, die immer nur auf den Zehenspitzen laufen. Auch die Bleistiftspitze aus Metall, von der sich Lili während der gesamten Behandlung, wie wir später noch sehen werden, nicht trennen konnte, ist ein gutes Beispiel für dieses Phänomen der Härte: Sie verbrachte die Sitzungen damit, darauf herumzukauen, während sie den weichen Sauger der Flasche, die wir ins Spiel brachten, nicht leiden konnte. Das autistische Objekt lebt allein durch die Imagination: Es genügt, wenn wir das Weiche oder Plüschige gedanklich in etwas Hartes verwandeln. Das sind Eigenschaften, die uns bei vertrauten Gegenständen normal erscheinen und die normale Kinder wegen ihres Übergangscharakters beruhigen. Anders verhält es sich bei den »autistischen Formen«, die sehr schwer darzustellen sind.

»Autistische Formen«

Um diese zu erklären, benutzt Frances Tustin folgendes Beispiel: Stellen Sie sich vor, Sie lesen dieses Buch auf einem harten Stuhl und stemmen dabei ihren Rücken fest gegen die Lehne. Wenn Sie aufstehen, behalten sie für wenige Sekunden das Gefühl des Drucks auf Ihrem Rükken bei. Ungefähr damit ist eine autistische Form zu vergleichen: mit der Spur eines sich entwickelnden Gefühls. Ein Kind kann es dadurch erhalten, daß es zum Beispiel seine Exkremente am Anus verschmiert. Sand oder Knetmasse können denselben Zweck erfüllen. Es handelt sich um unabänderlich sich im Kreis drehende, sich unendlich wiederholende Bewegungen. Darin wälzt sich das Kind »wie in einem heißen, selbst erzeugten Bad«.

Eines der Kinder, das zu Fabien eine Beziehung aufbauen würde, hatte als autistische Form die Angewohnheit, etwas mit seinen Fingern wegzuschnippen – seinen Speichel etwa, der ihm immer zur Verfügung stand. Es schaute dabei zu, wie der Speichel durch die Luft flog und sich dann durchs Licht wie Regenspritzer niederschlug. In mir verursachte dieses Treiben gemischte Gefühle und Gedanken. Ein Teil von uns befindet sich damit in Einklang: Haben die Menschen zu unserer Zufriedenheit und unserem ästhetischen Genuß nicht Tausende von Brunnen mit prächtigen, nachts kunstvoll und raffiniert erleuchteten Fontänen errichtet? Und verbringt der Raucher nicht Stunden seines Lebens genußvoll damit, die in die Luft aufsteigenden Rauchwirbel zu beobachten, die ihn teilweise einhüllen? Und dennoch konnte ich den auf mich herabregnenden Speichel des kleinen Jungen nur schlecht ertragen. Genauso warf er unten im Sandkasten auf unserem kleinen Platz mit starken Glücksgefühlen Sandfontänen in die Luft. In einem einzigen Frühling hat er auf diese Weise zwei Kubikmeter Sand bewegt. Als der Sommer kam, war der Sandkasten leer.

Will das Kind sich durch dieses Verhalten absichtlich absondern? Oder vergißt es in diesem Moment ganz und gar die Anwesenheit und Nähe von anderen? Diese radikale Negation steigert sich geradezu ins Unerträgliche, wenn wir von körperlichen oder schmutzigen Stoffe bespritzt werden. Ich möchte nicht bezweifeln, daß sie den Menschen früher einmal gefielen, doch die Evolution hat den einstigen Gefallen daran radikal in Abscheu verwandelt.

Tustin verweist ausdrücklich auf den außergewöhnlich archaischen Wert dieser Formen. Indem sie Gott Odin zitiert, beweist sie ihren Instinkt für den normalen, frühkindlichen Autismus bei jedem Säugling: »Am Anfang aller Zeiten, noch ehe er die Welt erschuf, beugte er – Odin – sich über eine Schlucht ohne Boden, bis daß die unter ihm wogenden Nebel Formen annahmen.«

Eine Form des Wirbels und des Schwebens, mit der Sie sicher auch schon Ihre Erfahrungen gemacht haben, ist die Musik. Sie versteht es, uns sowohl anzuregen wie zu besänftigen. Längst nachdem die letzten Noten verklungen sind, klingt sie immer noch in uns fort. Wir haben erfahren, wie viele autistische Kinder sich an ihr ergötzen können, und verstehen nun besser, warum.

Doch die Musik trägt nicht nur eigenständig zur Beruhigung bei. Sie kann uns auch überwältigen, Gefühle in uns wecken, tiefe Empfindungen der Verständigung mit anderen herstellen oder das Zwiegespräch mit uns selbst anregen. Als eine Form der Selbstbezogenheit wie auch der Kommunikation erlaubt sie den Übergang vom einen zum anderen, und wir benutzen sie gerne dazu, die Kinder auf sanfte Art zutraulich zu machen.

Vom Normalen zum Krankhaften gibt es vielfältige Abstufungen, und das ist kein Zufall, denn Tustin begreift den Autismus tatsächlich als eine anomale Gabelung bei der normalen Entwicklung. Am Anfang ihrer Laufbahn glaubte sie noch an einen ganz normal ausgeprägten frühkindlichen Autismus. Weil diese Benennung jedoch Quelle vieler Mißverständnisse bei der Unterscheidung zwischen normaler und pathologischer Entwicklung war, hat sie sie bald zugunsten zweier anderer Begriffe aufgegeben, des »primären, anomalen Autismus« und des »sekundären Schutzschild-Autismus«. Diese Begriffe sollten die beiden Typen des Autismus unterscheiden helfen, wobei der erstere die anomale Entwicklung der normalen Phase beinhaltet.

Meeres-Metaphern

Die erste ist durch die fehlende Unterscheidung zwischen dem Kind und der äußeren Welt gekennzeichnet: Das Kind ist vergleichbar einer Amöbe, die sich mit Hilfe ihrer gallertartigen Scheinfüßchen fortbewegt. Wenn auch die Welt noch nicht begriffen wird, so richtet das Kind doch keine Barriere zwischen sich und der Welt auf.

Beim sogenannten »Schutzschild-Autismus« hat das Kind, wie der Name sagt, eine extrem widerstandsfähige Mauer um sich herum errichtet – vergleichbar etwa jenem Gipsverband, den man um gebrochene Glieder legt, um die Heilung zu beschleunigen und Schmerzen zu lindern. Im Gegensatz zu der Eingipsung eines einzelnen Körperteils ist das autistische Kind jedoch vollständig eingegipst. So jedenfalls interpretiert Kanner den frühkindlichen Autismus. Tustin macht die nützliche Beobachtung, daß Kinder, die einen solchen Schutzschild um sich herum aufgebaut haben und folglich von Anfang an niemandem zugänglich scheinen, jedoch einer Psychotherapie gegenüber wesentlich aufgeschlossener sind, da ihre Schutzwehr bereits organisiert ist.

Dieses Bild vom Schutzschild paßt gut zu unserem Fabien. Heißt das etwa, daß Lili zu den Amöben-Kindern gehört? Ja und nein: Diese Unterschiede sind zwar in der Tat charakteristisch, jedoch zeichnet sich Lili zudem noch durch ihre Gefräßigkeit aus. Um bei den Metaphern aus dem Meeresbereich zu bleiben, finde ich, daß Lili bei unserer ersten Begegnung eher einem Piranha glich – vor allem, wenn ich daran denke, wie sie meine Bleistifte zerfressen hat.

Autosensualität

Ein Begriff, den Tustin immer wieder betont, ist »Autosensualität«. Autistische Objekte oder Formen sind »selbsterzeugt« oder werden als solche sinnlich wahrgenommen. Diese sogenannte »Autosensualität« entwickelt sich normalerweise zu Autoerotismus und Autosadismus, das heißt, zu Instrumenten der Lust und des Schmerzes, welche beide Quellen der Erregung sind. Aber um einem anderem gegenüber sadistisch oder erotisch zu sein, bedarf es zunächst der Projektion – jener berühmten Projektion, mit der wir uns am Anfang des Kapitels beschäftigt haben. Dazu ist das autistische Kind nicht in der Lage, und so verharrt es in seiner Autosensualität.

Kein Wunder, daß ich mich gefreut habe, als ich an einem meiner autistischen Kinder sadistische Züge entdecken konnte. Als ich eines Tages während eines wissenschaftlichen Kongresses mit Geneviève Haag über den Sadismus unseres Fabien sprach, rief sie, die ebenfalls Tustin und deren Werk genauestens kennt, aus: »Dann ist er ja kein Autist mehr!« Das hat mich wirklich sehr gefreut.

Zum Ursprung des Autismus

Auch Tustin hat sich mit den Kritikern an den organischen Ursachen auf eine elegante Art auseinandergesetzt, der ich allerdings so nicht zustimmen kann. Sie schreibt tatsächlich, daß es möglicherweise Autismus gebe, dessen Ursprung organischer Art sei, daß sie aber nur solche Formen des Autismus behandle, die psychogenetischen Ursprungs seien. Das entspricht ihrer speziellen Sicht des Autismus als einer Art Unfall während der normalen psychischen Entwicklung. Wenn ich ihr nun bei dieser Aufteilung nicht folgen kann, so deshalb, weil ihr wertvoller Beitrag uns erlaubt, allen Kindern zu helfen, die, aus welchem Grund auch immer, sich in ihrem Autismus verpuppt haben. Mein Standpunkt führt sicher an biologische Grenzen, aber es gehört zum Leben dazu, an Grenzen zu stoßen.

Erinnern wir noch einmal an Tustins Überzeugung, daß Autismus eine anomale Entwicklung jener psychischen Struktur sei, die auf der Mutter-Säugling-Beziehung beruhe. Dennoch hat sie die Mütter nie dafür verantwortlich gemacht. Im Gegenteil: Bettelheims gegensätzliche Meinung hielt sie für einen »grausamen Irrtum«.

Als Psychotherapeut beim autistischen Kind

Nachdem sie begriffen hat, daß autistische Kinder sich sowohl durch ihren harten Schutzschild als auch durch die Flucht zu weichen autistischen Formen zu schützen wissen, warnt Frances Tustin Therapeuten, Erzieher und Eltern vor zwei gravierenden Problemen: erstens, mit einer Härte zu reagieren, die in Gewalttätigkeit ausarten kann; zweitens, sich selbst als »weiche« autistische Form von dem Kind benutzen zu lassen. Dieser Weg ist noch viel schwerer zu durchschauen. »Diese Kinder sind Virtuosen auf der Zauberflöte. Wenn wir nicht aufpassen, können sie uns von unserer Aufgabe, den Autismus zu besiegen, abbringen.« Sie nennt auch das Ziel: »Mit Taktgefühl ins Universum des autistischen Kindes eindringen, um dort Veränderungen zu bewirken.« Sie plädiert so für eine Haltung, die bei allem Respekt gegenüber dem Kind eine gewisse Strenge aufweist und die sie anhand des Ausspruchs eines Drogensüchtigen illustriert: »Eltern müssen in ihrer Liebe hart sein.«

Mit Donald Meltzer in einem anderen Raum-Zeit-Verhältnis

Die angehaltene Zeit

In seinem Buch »Traum – Leben«[8] beschreibt Donald Meltzer die Arbeit einer Gruppe von Analytikern, die er zu beaufsichtigen hatte. Jede Woche berichteten sie ihm von ihren Sitzungen mit den kleinen Patienten. Es handelte sich dabei um Patienten, die völlig vom Autismus geheilt waren, die malten und sprachen. Dieser Tatsache ist es zu verdanken, daß sie ihren Autismus im nachhinein vollkommen rekonstruieren konnten.

Was Meltzer zunächst beeindruckte, war das Stillstehen der Zeit. Wie wir wissen, kann sich unsere dreidimensionale Welt erst vollständig bilden, wenn die vierte Dimension, die Zeit, hinzukommt. Wir haben auf die Verwirrung hingewiesen, die der Autismus im Kindesalter verursacht: Es ist, als ob eine Entwicklung angehalten wird. Bei Frances Tustin haben wir gesehen, daß das schwarze Loch wie ewig erscheint, weil sich die zeitliche Kontinuität des Seins darin verliert. Ist das Stillstehen der Zeit im Autismus eine Folge von Störungen im geistigen Aufbau, oder ist es eine Abwehr, die einem eine Art Nichtexistenz erlaubt? Wir werden darauf zurückkommen. Meltzer hat jedenfalls eine Erklärung, deren Wahrheit schrecklich ist: »Die Zeit, die man im Autismus verbringt, ist verlorene Zeit für das Heranreifen der Persönlichkeit.«

Der Raum

Von Geburt an ist dem Säugling weder das Gefühl für Raum noch für die Zeit gegeben. Der Science-fiction-Autor des Buches »La Guerre du feu« (»Der Krieg ums Feuer«), J. H. Rosny d. Ä., beschrieb in einer Erzählung Außerirdische, die sich vor allem darin von uns unterscheiden, daß sie als flache, platte Wesen auf einer planen Ebene leben. Helden seiner Erzählung waren Rauten, Quadrate und Dreiecke. Sie ähnelten den Gestalten jener autistischen Kinder, wie sie Tustin uns überliefert hat: Vom Ausbruch ihres Autismus an interessieren sie sich nur noch für geometrische Formen. Womöglich hat der Autor diese Dinge alle in sich selbst gefunden. Auch wenn nichts darauf hinweist, daß Rosny als Kind Autist war, so weiß ich hingegen, daß er kurz vor seinem Tod irre wurde und die Mauern seiner Klinik unablässig nach Dreiecken, Quadraten und Rauten absuchte ...

Auch Lewis Carrol hauchte eindimensionalen Figuren aus einem Kartenspiel Leben ein, die dann in »Alice im Wunderland« von der schrecklichen Königin der Quadrate beherrscht wurden.

Diese Veranschaulichung führt uns nun in die Welt des autistischen Kindes, wie sie Donald Meltzer interpretierte. Als Beispiel nennt er uns ein Kind, das das Nordtor von London zeichnet. Flink drehte es das Blatt um und zeichnete auf dessen Rückseite das Südtor. Zwischen beiden liegt lediglich die Dicke des Papiers. Das ist so, als ob man durch die Haustür zu einer Filmkulissen-Stadt tritt und sich sofort hinter der Dekoration, hinter dem »Haus« befindet, einem Haus, das weder Raum noch ein Inneres besitzt.

Erinnern wir uns an Fabiens Anorexie, an seinen Horror, sich etwas zuzuführen – oder, wie wir noch sehen werden, von sich abzugeben –, was auch immer es sei. Man begreift sein Entsetzen jetzt besser, da es für ihn kein Inneres gibt, das durch irgendwelche Öffnungen mit einem Äußeren verbunden ist, sondern nur einen Riß einer Oberfläche, als die er sich selbst versteht. Es kommt uns sicher total verrückt vor, wenn ein Kind seine Haut als nicht geschlossen empfindet. Doch stellen wir uns einmal ein noch viel seltsameres Universum als den Wahnsinn vor. Machen wir uns klar, daß die Menschheit erst seit – im Verhältnis zur menschlichen Geschichte – kurzer Zeit eine Vorstellung von ihrem Planeten als dreidimensionalem, sphärischem Gestirn hat. Davor haben die Menschen ihn als flache Scheibe betrachtet. Wenn das Kind nun keine Vorstellung einer Tiefe hat, existiert für es nur das, was es mit seiner eigenen Oberfläche begreifen kann. Im Fehlen einer Projektion erkennen wir nun die Ursache des Fehlens der dritten Dimension, jener der Tiefe eines Raumes. Autistische Kinder verhalten sich also wie zweidimensionale Geschöpfe in einem dreidimensionalen Raum. Mit ihm können sie nur zusammenkommen, wenn die flache Oberfläche auf die Fläche eines dreidimensionalen Objektes trifft – wie etwa ein Quadrat auf die Fläche eines Kubus.

»Psychische Hülle« und »haftende Identität« nach Esther Bick

Unsere Hülle, die Haut, ist unsere Oberfläche. Diese Vorstellung erlaubt es uns, dem begrifflichen Charakter der geometrischen Metaphern auszuweichen. Nun hat Meltzer sich von den Forschungen einer anderen englischen Psychotherapeutin, Esther Bick, beeinflussen lassen, die sich mit der Entwicklung des Säuglings beschäftigte.

Esther Bick meinte, daß der Säugling, um sich zu entwickeln, in einer »psychischen Hülle« stecke, zu deren Ausbildung auch die Mutter beigetragen habe. Bick beschrieb das Phänomen, daß man nur als Anhängsel eines anderen existieren könne, und nannte es »haftende Identität«.

In einer der »Tintin«-Episoden sieht man Kapitän Haddock mit einem Stück Pflaster kämpfen, das dermaßen hartnäckig klebt, daß es bei unseren Comic-Helden sozusagen von Hand zu Hand haften bleibt. In unserer Tagesklinik hatten wir ein kleines Mädchen, das per Ambulanz von weit hergebracht wurde. Von seinem Eintreffen an blieb es stundenlang im Eingang stehen, ohne daß es sich von seinem Jäckchen trennen mochte. Daß dieser Zustand ein paar Wochen anhalten würde, hätten wir ja noch verstanden, doch bei ihr dauerte es Monate. Während wir immer mehr die Hoffnung aufgaben, änderte sie auf einmal brüsk ihr Verhalten, indem sie sich buchstäblich an uns heftete. Sie stieg auf die Knie irgendeines Erwachsenen und klammerte sich fortan auf eine Weise an ihm fest, daß er ihr nicht einmal ins Gesicht sehen konnte. Unter diesen Umständen konnten wir nun ein Gespräch fortsetzen. Wenn wir uns erhoben, um unseren Pflichten nachzugehen, klammerte sie sich wie jene afrikanischen Babys an uns, die deren Mütter bei sämtlichen Aktivitäten am Körper herumtragen. Nachdem man sie ganz langsam und doch nachdrücklich abgesetzt hatte, akzeptierte sie schließlich, sich von uns lösen ... nur, um sich um so heftiger an die Arme eines anderen Kollegen zu klammern. Hier zeigte sich ihr völliges Bedürfnis nach engen, geradezu »haftenden« Kontakten, das sich hinter der Distanz verborgen hatte, die sie am Anfang der Behandlung an den Tag legte und die ihr selbst als Schutzschild diente. Solch auffällige Verschlossenheit richten autistische Kinder als Selbstschutz auf.

Manche Kinder wirken, als hätten sie offene Wunden, wie Verbrannte, deren Schmerz durch fest gewickelte Binden gelindert wird. Aber der Moment, wenn der Verband gewechselt, der alte abgenommen und ein neuer angelegt wird, ruft wieder furchtbare Schmerzen hervor.

Immer wenn ich Lili zur psychotherapeutischen Sprechstunde abhole, wirkt sie teilnahmslos, beschützt durch ein gleichmäßiges Schaukeln. An dem Tag jedoch, an dem ich einen kleinen Umweg von drei Metern mache, nur um im Sekretariat ein paar Blatt Papier zu holen – was ich ihr auch erkläre –, wirft sie sich auf den Boden und brüllt vor Verzweiflung. Die paar Augenblicke des Wartens sind für sie wie ein qualvoller Riß in unserer Beziehung.

Solche Trennungsfurcht können wir besser verstehen, wenn wir uns in die Gefühle hineindenken, die wir bei der Vorstellung eines Verlustes oder des Todes einer uns nahestehenden Person haben. Aber wir können uns nur schwer vorstellen, daß eine solche Trennung für manche Wesen nicht nur die Trennung von einem anderen, sondern die Trennung von sich selbst bedeutet. Niemand möchte die Trennung von seinen Liebsten erleben – also wappnen wir uns durch eine gewisse Unempfindlichkeit dagegen. Diejenigen aber, die eine außergewöhnliche Unempfindlichkeit gegenüber dem durch Liebe hervorgerufenen Leiden entwickelt haben, bezahlen, sobald sie sich wieder ein wenig aufgerichtet haben, mit extremen Angstzuständen: der Angst, nicht mehr zu existieren. In diesem Zusammenhang berichtet Tustin von einem Kind, das es nicht ertragen konnte, Zucker schmelzen zu sehen, denn das förderte seine Angst vor dem eigenen Dahinschmelzen und Verschwinden.

Meltzer hat Esther Bick dadurch gewürdigt, daß er einen

ihrer hervorragenden Artikel in sein Buch aufnahm. Im übrigen ist es bemerkenswert, daß in dem Augenblick, als sich in England solche Forschungen entwickelten, der französische Psychoanalytiker Didier Anzieu ebenfalls an diesem Hüllen-Konzept arbeitete und sich mit ähnlichen Gedanken beschäftigte. In diesem Zusammenhang muß ich an die vielen Entdeckungen auf verschiedenen Wissenschaftsgebieten denken, die zur gleichen Zeit in den verschiedensten Ecken der Erde gemacht werden.

Damit wir uns besser vorstellen können, was Meltzer mit dem »Anhaften« meint, habe ich eines Tages meinen Kollegen eine Metapher vorgeschlagen. Im Radio hatte ich einen Bilder-Restaurator gehört, der erklärte, wie man die beschädigte Leinwand eines Meisterwerks austauscht. Zunächst streicht man das Gemälde mit einer Klebstoffmischung ein, dann wird das Bild auf eine Unterlage geklebt. Nachdem die alte rückwärtige Leinwand abgerissen wurde, wird an deren Stelle mit noch festerem Leim eine neue geklebt. Daraufhin wird logischerweise die provisorische Unterlage vom Gemälde abgelöst. Auf diese beeindruckende Weise hat das Gemälde eine ganz neue Leinwand erhalten. Als Laie auf diesem Gebiet war ich zunächst aus einem einfachen Grund skeptisch: Ich wußte nicht, daß die innere Kohäsion der Farbschicht, die das unersetzliche Kunstwerk ausmacht, viel stärker ist als die Haftung des stärksten der beiden Klebstoffe. Genauso kann eine schwächliche Psyche, deren einzelne Teile noch nicht zusammenhalten, zerstückelt werden, wenn man ihr das Objekt ihrer Liebe entreißt.

Ich bin davon überzeugt, daß alle, die eines Tages das Risiko eingehen, sich zu verlieben, Spuren dieser Gefahr in sich tragen. Das unendliche Verlangen nach menschlichen Kontakten ist universell, und die Sensibelsten unter uns haben das stärkste Bedürfnis nach körperlichen Kontakten und ertragen am wenigsten eine Trennung. Wenn die Angst davor zu groß ist, suchen sie sich vor der Liebe auf zweierlei Weise zu schützen: Sie gehen ihr tragischerweise ganz aus dem Weg oder wollen sich nicht sonderlich tief in sie verstricken. Indem er von Menschen spricht, deren Gefühlsleben immer nur an der Oberfläche plätschert, schließt sich für Meltzer der Kreis. Auch das ist eine Tragödie, selbst wenn sie im Verborgenen stattfindet.

Die Zeit, die sich im Raum ausdrückt

Nach Meltzer erlebt die Psyche das erstmalige Gefühl für Zeit wie die Pendelbewegung um einen Augenblick herum. Das Kind kann sich also nicht einmal eine Fläche vorstellen, sondern es pendelt um einen Punkt herum, der sich höchstens als eine Linie deuten läßt. Eine kreisförmige Zeit ist auf gleicher Stufe wie eine Fläche angesiedelt. Hier befinden wir uns im Autismus im ursprünglichen Sinn. Diese kreisförmige Zeit ist andauernde Wiederholung. Von außen können wir sie erkennen, wenn sich die autistischen Kinder ihren unendlichen, ermüdenden Wiederholungen hingeben. Wenn wir die Notizen jeder unserer psychiatrischen Sitzungen für sich studieren, haben wir das Gefühl, verrückt zu werden, dermaßen ähneln sie sich. Doch wenn wir die Sitzungen eines Vierteljahres vergleichen, können wir langsame Abweichungen, winzige Fortschritte erkennen. In seinem Stück »Der Blick des Stummen« hat der zeitgenössische Künstler und Regisseur Bob Wilson dieses sehr schön illustriert. Auf seiner Bühne bewegen sich die Schauspieler auf eine unendlich langsame Art. Da wir unseren Blick nicht andauernd auf eine Person richten können, wechseln wir zu einer anderen über. In dem Augenblick jedoch, da wir die erste Person erneut entdecken, ist sie nicht mehr an dem Platz auf der Bühne, den sie anfangs innehatte. Als Hauptdarsteller hatte Bob Wilson einen heranwachsenden Autisten ausgewählt, für den die Aufführung womöglich von tiefer therapeutischer Bedeutung war, weil sie seine autistische Welt zum Ausdruck brachte und ihn in Kommunikation mit anderen treten ließ. Er hatte übrigens eine ganze Sammlung von Uhren mitgebracht, die alle auf dieselbe Zeit eingestellt sein mußten und die er in seiner Garderobe aufbewahrte.

Aus dieser kreisförmigen Wiederholung tritt das autistische Kind also nur durch eine ganz winzige, kaum zu erkennende Bewegung, ähnlich jener, in der aus einem Kreis eine Spirale wird.

Durch die Errungenschaft der Tiefe, also die Erkenntnis eines Innen und Außen, sowie die geistige Vorstellung von Öffnungen – die etwa die Funktion des Schließmuskels haben und zur Quelle von Genuß werden können – gelangt das Kind endlich auch mittels projektiver Identifikation ins Reich der Kommunikation, das es auf jene allmächtige Weise beherrscht, wie es uns Mélanie Klein gezeigt hat. Für die Eltern kann dieser Augenblick mit höchsten Schrecken verbunden sein. Auch wenn sie von dem neuen Gedankenaustausch mit ihrem Kind profitieren, erscheint ihnen das Kind ja nun verstörter denn je. Indem ihr kostbarster Traum in Erfüllung geht und das Kind zu sprechen beginnt, sind sie gezwungen, das Ausmaß seiner Persönlichkeitsstörung zu begreifen.

Auch wenn das Kind sich mit der projektiven Identifikation sowie der Dreidimensionalität das Zeitgefühl angeeignet hat, so bleibt diese Entwicklung reversibel und dem tyrannischen Einfluß des Kindes unterworfen.

Die Vierdimensionalität begriffen zu haben, bedeutet auch, verstanden zu haben, daß das Leben unentrinnbar zum Tode führt. Die Beziehung zu den anderen erlaubt es einem schließlich, sein Selbst zu bilden, und zwar, indem man sich mit ihnen identifiziert. Die Psychoanalytiker nennen das »introjektive Identifikation«, was bedeutet, daß wir die Qualitäten anderer in uns verankern. Auf diese Weise nehmen wir die Eigenschaften von Eltern, älteren Geschwistern, später auch Lehrern und all jenen an, die wir für wertvoll erachten. Natürlich gibt es im Stadium dieser Entwicklung billige Vorbilder, Nachäffung von Vordergründigem, Dinge ohne Wert für die Reife, aber ich denke hier vor allem an das, was wirklich eine Persönlichkeit aufbaut. Deswegen erscheinen mir auch Umerziehungsversuche durch fanatisches Büffeln als sehr naiv, denn auf diese Weise kann sich Kommunikation nicht ausbilden. Sicher existiert eine Beziehung, doch sie wirkt in der anderen Richtung: Man lernt nur von den Menschen, die man liebt. Deshalb möchte man erwachsen werden wie die Eltern. Zuneigung ist Antrieb allen Lernens, nicht das Umgekehrte.

In diesem Zusammenhang sollten wir einmal über das Versagen mancher Kinder in unserem Schulsystem nachdenken. Ich denke vor allem an jene Kinder, die sich weder mit ihren Eltern noch mit den Lehrern identifizieren können, weil sie zu verschieden von diesen sind. Möglicherweise liegt da einer der Schlüssel für die Verhärtung der sozialen Unterschiede, auch wenn der Wille, sie zu beheben, vorhanden ist.

Psychologische Schwierigkeiten und nachteilige soziale Verhältnisse drehen sich in einem endlosen, tückischen Kreis. Zum Thema Autismus existiert übrigens noch eine andere, verabscheuungswürdige Theorie, die in den sozialen Unterschieden den Beweis für die genetische Ursache der Intelligenz sieht und damit die Ungleichheit sowie die Beherrschung der Schwachen« durch die Starken begründet. Hier stoßen wir auf die ethische Dimension der Betrachtung von menschlicher Individualität und ihrer Folgen für die Gesellschaft.

Um in die menschliche Gemeinschaft aufgenommen zu werden, muß das Kind jedoch von seiner illusorischen, eingebildeten Allmacht über die Welt Abschied nehmen. Dieser Verzicht ist laut Meltzer über den Zugang des Kindes zur introjektiven Identifikation »eine vorausgehende Bedingung« dafür, daß die Zeit »sein Freund und die Hoffnung sein Werkzeug« wird.

Das »desintegrierte« (dismantled) Kind

Mit diesem Konzept führt uns Donald Meltzer erneut in die Tiefen des Autismus. Seine Beobachtung geht davon aus, daß die von ihm in der Psychotherapie behandelten nach-autistischen Kinder oft Phasen von Abwesenheit zeigten, als ob sie meilenweit von der Therapie entfernt wären. Erst wenn er sich dem Kind wieder näherte, es etwa mit der Hand am Gesicht berührte, schien es ohne Anstrengung und Aufregung wieder Kontakt mit der Wirklichkeit aufzunehmen. Damit es jedoch wieder zurückgeholt und in Beziehung mit der Realität gebracht werden konnte, brauchte es den Kontakt mit der Haut, jene haftende Identität. Meltzer glaubt nun, daß dies die Spur eines grundsätzlichen Mechanismus des Autismus ist, den er die »Desintegration« nennt. Es handelt sich um die Fähigkeit einer freiwilligen Trennung, die sich grundsätzlich von jener schrecklichen Auflösung unterscheidet, die Tustin mit dem »schwarzen Loch« umschrieb. Es ist einerseits eine aktive, also nicht vom Kind erlittene Wechselbeziehung, andererseits muß sich das Kind nicht in einzelne Teile aufspalten, sondern es trennt sich gemäß den Achsen seiner Wahrnehmung. Gebannt folgen seine Augen den Bewegungen seiner Finger im Licht, während getrennt davon, ohne jegliche Beziehung, sein Innerstes die Erregungen durch die Bewegungen seines Körpers registriert. Von außen sehen wir ein Kind, das uns total zu ignorieren scheint. Wir schreiben ihm eine Einheitlichkeit in seiner Kommunikationsverweigerung zu. Für Meltzer existiert das »desintegrierte« Kind jedoch nicht mehr als Einheit. Jetzt versteht man, warum die Menschen, die sich dieser Kinder annehmen, oft Wahnvorstellungen vom Tod haben. Dabei ist dieser Zustand auch ganz plötzlich umkehrbar. Das erlebte ich, als ich Lili einmal zu einer Sitzung abholte. Meltzer versucht mittels zweier Bilder, uns das zu verdeutlichen.

Das erste Bild handelt von jenen kleinen Figuren, die sich aus aufgefädelten Holzperlen zusammensetzen, deren Fäden sich in ihrem Sockel vereinigen. Anscheinend konnte man die Fäden dieser Figuren in England mittels eines Ringes anziehen, während es in meiner Kindheit eine Feder unter dem Sockel war, deren Spannung man mit Knopfdruck verändern, die Fäden in der Perlenfigur also erschlaffen lassen konnte. Doch das englische Modell paßt besser zu Meltzers Bild. Wenn man dort den Ring erschlaffen läßt, erschlafft auch die kleine Figur, erscheint wie ausgerenkt. Zieht man erneut, ersteht die Figur urplötzlich in ihrer alten Festigkeit, da die Fäden ja nicht beschädigt sind. Genauso können wir uns eine Psyche vorstellen, die in der Lage ist, sämtliche ihrer Vorrichtungen für Wahrnehmung, Blickrichtung, für Hören und Tasten ebenso wie für die verschiedenen Arten interner Wahrnehmungen erschlaffen zu lassen. Die Fäden erlauben dem Spielzeug, seine Gestalt immer wieder erstehen zu lassen. Das trifft auch auf die inneren Verbindungen psychischer Fähigkeiten in dem Zustand zu, der auf das Verlassen des Autismus folgt. Wir verstehen jetzt besser, wie ein in seinem Autismus gefangenes Kind dennoch alles sieht und hört, obwohl es blind und taub erscheint. Es vermag die verschiedenen Wahrnehmungen in seinem Innersten nicht zu verknüpfen. Das führt offensichtlich zu einem außer Kontrolle geratenen Selbstschutz gegenüber der Vorstellung vom anderen – die übrigens ebenso desintegriert ist – sowie gegenüber dem Leid, das sich aus der Vermutung der Existenz einer Einheit nährt.

Meltzers zweites Beispiel handelt von der Ratlosigkeit des jungen Abraham Lincoln, als dieser als Hauptmann mit seiner Kompanie vor einer Mauer ankam, durch deren einzige Öffnung jeweils nur ein Reiter hindurchkommen konnte. Da er nicht wußte, wie er unter diesen Gegebenheiten seinen Befehl zum Durchreiten der Tür formulieren sollte, ordnete er an: »Die Kompanie zerstreut sich für zwei Minuten und findet sich in alter Formation auf der anderen Seite der Mauer wieder ein.«

Ausgehend von dieser militärischen Metapher, könnte man folgendes feststellen: Wenn eine militärische Formation während des Kampfes im Feuer der gegnerischen Artillerie liegt, gibt sie im Zustand ihrer Auflösung kein Ziel mehr ab. Hieran läßt sich auch die defensive Wirkung erkennen: Durch eine solche Demontage entzieht sich das autistische Kind als Partner. Das zeigt uns außerdem, daß unsere Annäherungen von ihm als sehr bedrohlich erlebt werden, möglicherweise um so mehr, je stärker es unsere Liebe oder unsere guten Absichten spürt.

Um ein weniger ernsthaftes Beispiel zu nehmen, denken wir einmal an ein Orchester, das gerade eine Pause macht. Ohne auf die anderen zu achten, widmet sich jeder Musiker seinem Instrument. Daraus entstehen seltsame Töne, eine merkwürdige Art von Musik. In dem Augenblick, da der Dirigent seinen Taktstock erhebt, zieht er die Aufmerksamkeit aller auf sich. Das Orchester, mit einem Mal wieder formiert, kommuniziert erneut mit den Zuhörern, indem es eine Musik spielt, die ihrem Wesen entspricht.

Paradoxe Sinnlichkeit und Sensibilität

Wie Tustin war auch Meltzer von der Sinnlichkeit der autistischen Kinder überrascht. Ähnlich, wie wir dies noch bei Fabien sehen werden, beobachtete er ein Kind, das die Brüste seiner Therapeutin ertastete, und beschrieb diese Erforschung des Kindes als eine »fröhliche Aneignung dieses mütterlichen Objektes, (das) eine primitive Form von Liebe zum Ausdruck bringt, die zugleich zärtlich und extrem sinnlich ist«. Wie Tustin bemerkte auch Meltzer in dieser Art tyrannischer Aneignung die vollkommene Abwesenheit von Sadismus, wenigstens solange das Kind Fortschritte machte. Seine extreme Eifersucht und sein »unersättliches« Bedürfnis nach nie endenden körperlichen Kontakten schienen lediglich seinem Bedürfnis nach Besitz zu entsprechen.

Ein anderes Paradox des autistischen Kindes ist seine große Sensibilität gegenüber der Traurigkeit seiner Mutter oder einer anderen ihm nahen Person. Möglich, daß er diese in sich selbst so verspürt, als sei es seine eigene. Diese bemerkenswerte Empfindsamkeit, verbunden mit der heiteren Besitzergreifung des Körpers der Mutter, spielt eine herausragende Rolle bei der Beschreibung der Freundlichkeit der Autisten. Deren Eltern waren um so zerrissener, wenn sie zugleich erkannt und zurückgewiesen wurden. So versuchen sie ihr sensibles und schutzloses Kind oft viel zu sehr zu behüten und haben große Angst vor ihrer eigenen Aggressivität dem Kind gegenüber, das sie so sehr frustriert. Meltzer nun hilft uns, diesem Paradox, das wie jedes Paradox lähmend ist, zu entkommen. Für ihn ist die Psyche eines autistischen Kindes »nackt und jedem Sturm ausgesetzt«. Diese Schutzlosigkeit läßt sie die Wahrnehmung des Kummers des anderen wie ein Bombardement sämtlicher Gefühle empfinden, was nicht besagt, daß sie wüßten, wer sie sind, noch, wer der andere ist. Meltzer denkt im Gegenteil, daß das Kind den Panzer, den andere gegen seine Gefühle errichtet haben, als eine radikale Sperre, ja als Ablehnung, empfindet. Der Psychiater, der sich mit solchen Kindern beschäftigt, muß also auf alle möglichen Verwicklungen gefaßt sein. Die unterschwellige Kommunikation, die die Analyse Erwachsener bestimmt, ist auch hier vorhanden, auf eine grobe und archaische Art, und man darf sich ihr nicht entziehen. Die Persönlichkeit des Analytikers ist in ihrer ganzen Tiefe gefordert. Ich erinnere mich heute, daß ich diese möglichen persönlichen Implikationen sehr genau abgewogen habe, ehe ich ein so verschlingendes Kind wie Lili zur Therapie annahm. Ich mußte mir darüber im klaren sein, ob ich in mir einen ausreichenden Vorrat an Mütterlichkeit besaß, um sie zu ertragen, ohne mich auf zu rigide Art dagegen zu wehren. Man hat nicht zu jedem Zeitpunkt seines Lebens die Kraft dafür.

Zumindestens weiß der Psychiater, was ihn erwartet, und wenn er seine persönliche Analyse vorangetrieben hat, wird er auch in den ihm völlig unbekannten Zonen nicht verloren sein.

Die anderen Personen, die mit den Kindern arbeiten, also sämtliche Kollegen der Tagesklinik oder anderer Krankenhäuser – ob sie nun selbst eine Analyse gemacht haben oder nicht –, sind angeleitet und ausgebildet worden, sich diesen Aufgaben mit der Tiefe und dem Reichtum ihrer ganzen Persönlichkeit zu widmen. Das erklärt, warum diese Leute trotz unterschiedlicher Ausbildungen – und Theorien – so gut mit den Kindern zurechtkommen.

In der Regel sind die Eltern der Kinder keine Psychiater, und sie haben sich auch nicht entschlossen, deren Aufgabe zu übernehmen. Die Liebe zu ihrem Kind zieht sie jedoch vollständig und bis in ihr Innerstes hinein. Obwohl sie nicht darauf vorbereitet sind, werden sie in einen emotionalen Strudel aus ebenso heftigen wie widersprüchlichen Gefühlen gerissen. Was sie erleben, kann, wie wir sehen werden, zur Tragödie ausarten. Und man darf sie dabei nicht alleinlassen.

Zurück zu Lili und Fabien

Fabien

Sechs Monate nach seiner Ankunft hat sich Fabien gut an das Leben bei uns gewöhnt, so daß wir ihm gleich nach den Ferien für den Verlauf der nächsten Wochen noch mehrere Kontakte in Aussicht gestellt haben. Daraufhin stellen sich allmählich ein paar turbulente Tage ein. Er will auf seinen Babyschnuller einfach nicht verzichten. Für die Befürchtung seiner Eltern, daß er den Schnuller verlieren und daraufhin wieder den Verrückten spielen könnte, haben wir vollstes Verständnis. Sie scheinen uns ihm gegenüber ziemlich schwach zu sein. Um allen Eventualitäten vorzubeugen, verfügt unser Sekretariat ein paar Wochen später über eine ganze Sammlung von Schnullern. Tatsächlich verliert Fabien sie sämtlich nacheinander – und dieser Verlust läßt ihn in einen Zustand exzessiven Schmerzes und unbeschreiblicher Wut geraten. Das Ungewöhnlichste jedoch ist, daß Fabien den Schnuller, auch wenn er direkt vor ihm auf den Boden fällt und sein Blick ihn eigentlich erfassen müßte, nicht mehr wahrnimmt. Solange er sich nicht in seinem Mund befindet, existiert der Schnuller einfach nicht. Verständlich, daß er einen so riesigen Verbrauch hat. Hier erweist sich die Trefflichkeit von Tustins Beobachtungen, der Verlust eines autistischen Objektes stürze das Kind in ein »schwarzes Loch«. Dieses erlebe es durch den Verlust eines Teils seines Mundes wie auch gleichzeitig durch dessen Verlieren der mütterlichen Brustwarze. Fabiens Verhalten illustriert zudem auch Donald Meltzers Raum-These: Bereits in dieser geringen Entfernung existiert der

Schnuller für ihn nicht mehr, als wäre er Lichtjahre entfernt.

Auch die anderen Kinder interessieren sich für Fabiens Schnuller, vor allem, als sie entdecken, daß es bei ihm sofort spitze und verzweifelte Schreie auslöst, wenn sie ihn ihm wegnehmen. Sie benutzen das wie eine Art Feueralarm, der das Leben im Haus erstarren läßt und dessen Auslösung sie sich nicht nehmen lassen. Vielleicht rächen sie sich auf diese Weise für die Ängste, die Fabiens Krisen bei ihnen selbst ausgelöst haben. Dadurch ergibt sich eine sadomasochistische Beziehung, in der Fabien die Rolle des Masochisten spielt, den die anderen leiden lassen. Mit Bestürzung muß ich feststellen, daß es immer den überaus »netten« autistischen Kindern so ergeht, wenn sie anfangen, Beziehungen zu anderen Personen als ihren Eltern aufzubauen. Wenn sie auch nicht in der Lage sind, ein anderes Kind absichtlich zu terrorisieren, so hindert sie das nicht, jedermann durch ihr Geschrei zu nerven – das uns genauso verrückt macht wie vorher ihre Eltern.

Während einer Sprechstunde gesteht mir Fabiens Mutter, daß auch zu Hause seine Wutausbrüche zunehmen und daß ihr Sohn sogar ihr gegenüber grausam sein kann. Er beginnt damit, sein Haar zu streicheln, bis sein Verhalten umkippt und er sich an den Haaren reißt. Seine Mutter versucht sodann, ihn zu beruhigen, was in einen heftigen Kampf ausartet, in eine nicht zu bändigende Wut seinerseits, während der er ihr ganze Haarbüschel ausreißt. Sein Vater versuchte vergeblich, dazwischenzugehen, was bei ihnen allen zu einer Gewalttätigkeit ausartete, vor der er selbst Angst bekam. Nicht so Fabien. Die erschöpften Eltern wissen nicht mehr weiter, und selbst wir sind ratlos.

Nach den Weihnachtsferien, die wegen des langen Aufenthalts im Haus immer schwierig zu bewältigen sind, verschafft Fabiens Rückkehr in unsere Klinik der Mutter tagsüber eine gewisse Erleichterung, doch Fabien, unser wilder Säugling, leidet einen Monat lang an Schlaflosigkeit. Jedes Kind, das seine Eltern stundenlang am Schlafen hindert, erweckt in ihnen Mordgelüste. Und wenn das ohne Unterlaß geschieht, werden die Nächte fahl, die Tage grau, das ganze Leben wird zur Hölle. Wenn ich auch den Eltern helfe, das zu überstehen, weiß ich doch nicht, wie ich Fabien beruhigen soll. Obwohl ich dagegen bin, weil es den Heilungsprozeß verzögert, bin ich fast soweit, ihm Beruhigungsmittel zu verabreichen. Wir sprechen mit seinen Eltern in seiner Anwesenheit darüber.

Doch eines Tages beruhigt sich Fabien und schläft wieder ein. Hat er gespürt, daß seine Eltern am Ende waren und daß selbst wir daran verzweifelten, wie wir ihm helfen sollten? Ich weiß es nicht. Wie soll man auch solch eine tiefe Krise begreifen? Vielleicht hat er die ersten Risse in seinem Autismus-Panzer als eine schreckliche Katastrophe erlebt? Jedenfalls ist er jetzt in der Lage, bei einigen Unternehmungen sowie in vielen Gruppen unserer Tagesklinik mitzumachen. Zwar nimmt er nur in sehr geringem Maß Anteil, aber er erträgt es immerhin, anwesend zu sein. Von den anderen läßt er sich nicht mehr so leicht irritieren, und selbst die Schnuller sind ihm nicht mehr ständig unentbehrlich.

Fabiens Mutter hat unserem Vorschlag regelmäßiger wöchentlicher Gespräche mit einer Psychologin und Psychoanalytikerin zugestimmt. Sie hat ebenfalls akzeptiert, dabei über sich zu sprechen. Um das Vertrauen zu respektieren, das sie uns auf diese Weise entgegengebracht hat, werde ich nichts aus ihrem Privatleben verlauten lassen. Ihre

Gesprächspartnerin hat uns nur solche Informationen gegeben, die uns erlauben, Fabien besser zu begreifen.

Das half uns bei einer Behandlung, die wir für ihn inszeniert haben: ein Psychodrama. Es handelt sich dabei um ein Experiment, denn das psychoanalytische Psychodrama ist eine Therapie, die üblicherweise nur bei jungen oder erwachsenen Patienten angewandt wird, die sprechen.

Das analytische Psychodrama

Dabei schlägt ein Psychoanalytiker, der als Leiter des Spiels fungiert, dem Patienten vor, sich irgendeine Szene auszudenken. Diese wird er dann zusammen mit den Kotherapeuten beiderlei Geschlechts spielen. Das ermöglicht es dem Patienten, sich seiner Reaktionen während des Spiels bewußt zu werden. Ebenso kann er jenen verschütteten, verdrängten Ursachen, die er instinktiv während des Spiels zum Ausdruck bringt und die er niemals in einem Gespräch mit jemandem offenbaren würde, auf den Grund gehen. Gewisse Personen, vor allem Heranwachsende, sind oft in persönlichen Beziehungen sehr gehemmt. Andere reagieren psychotisch, also überaus verängstigt in Zweierbeziehungen. Dennoch war ich einmal Zeuge, wie es René Diatkine dank eines Psychodramas gelungen ist, zu Schizophrenen, die sich in einem undurchdringlichen Wahn eingeschlossen hatten, Zugang zu finden. Trotz ihrer Hemmungen oder psychischen Behinderungen fangen diese Patienten tatsächlich zu erzählen an, wobei man mit Sicherheit bei einer Szene landet, die sie besonders betrifft. Der Spielleiter macht nicht mit, unterbricht jedoch die Szene in dem entscheidenden Moment, um sie dann dem Patienten zu deuten.

Das Psychodrama ist eine intensive Behandlung, die die Möglichkeiten der Psychoanalyse ausweitet. Um seine Besonderheiten genau zu behandeln, verdiente sie eigentlich eine ausführliche Beschreibung, doch da wir sie lediglich als Experiment benutzen, ginge diese Abschweifung zu weit. Um sie zu veranschaulichen, werde ich mich nur mit einem einfachen Beispiel begnügen.

Ein Heranwachsender hat, unabhängig von den Motiven, die zu seiner Behandlung geführt haben, enorme Probleme mit seinen Eltern und ist der Disziplin im Gymnasium nicht gewachsen. Er möchte gern eine Szene spielen, in der er mit seinem Mathematiklehrer konfrontiert wird. Als Spielleiter schlage ich ihm jedoch vor, er solle selbst die Lehrerrolle übernehmen. Er akzeptiert und benennt einen der anwesenden Kollegen, der seine eigene Rolle spielen soll. Zunächst beschimpft er ihn ausgiebig, wird dabei aber immer zurückhaltender, gibt schließlich ein paar gute Ratschläge, schlägt ihm dann sogar eine ganz persönliche Nachhilfestunde nach dem Unterricht vor. Unser Schüler benimmt sich schließlich reizend als Mathe-Lehrer, obwohl er uns zunächst erzählt hatte, daß dieser sicherlich von sämtlichen Lehrern verachtet werde. Um ihn zu überzeugen, bitte ich einen meiner Kollegen, als ein anderer Schüler ins Spiel zu kommen. Dieser wirft nun dem »Lehrer« vor, unseren Patienten zu bevorzugen. Nachdem ich das Spiel unterbrochen habe, frage ich den Jungen, was er jetzt von dem von ihm gespielten Lehrer denke. Er lacht und findet ihn »wesentlich sympathischer«. Dieses Beispiel also erlaubt es mir, ihm zu demonstrieren, daß er danach strebe, die Aufmerksamkeit (des Mathe-Lehrers) auf sich zu lenken. Hätte ich dieselbe Interpretation einem verbitterten Heranwachsenden *vor* diesem Spiel gegeben, wäre sie als eine weitere Verständnislosigkeit aufgefaßt und verworfen worden.

Leider können wir von Fabien nicht verlangen, daß er uns eine Szene vorschlägt. Wir erinnern uns jedoch, wie er seine Eifersucht seiner kleinen Schwester gegenüber zum Ausdruck brachte: indem er wütend irgendwelche Puppen, die für ihn kleine Mädchen darstellten, auf den Boden schmetterte. Er ist also sehr wohl in der Lage, seine Gefühle spielerisch zum Ausdruck zu bringen, die er anderen gegenüber sonst nicht offenbaren würde. Später werden wir in unserer Meinung durchaus bestärkt werden, daß unser Unterfangen nicht sinnlos ist. Die Gespräche mit seiner Mutter lassen spezifische Familienszenen vor unseren Augen erstehen, so daß die Psychoanalytikerin, die bereits Fabiens Mutter in dessen Anwesenheit empfangen hatte, die Spielleitung haben wird. Zusammen mit den anderen Psychodramatikern werde auch ich mitspielen dürfen, eine Sache, die mir immer sehr viel Spaß macht. Durch seine Bewegungen und sein Verhalten bringt Fabien oft zum Ausdruck, daß er gewisse Szenen versteht und auf sie reagiert. In unserem Spiel sind Szenen enthalten, die ihn sowohl mit seinen Eltern als auch – wie man vermuten konnte – mit seiner kleinen Schwester konfrontieren. Später werden wir auf diese Szenen unseres Psychodramas zurückkommen, doch zunächst möchte ich auf Fabiens seltsames Verhalten Frauen gegenüber hinweisen, ein Verhalten, das er bereits seit seinem Krankenhausaufenthalt an den Tag legt.

Da Fabien in der Lage ist, Zärtlichkeiten zu verlangen, werden diese ihm selbstverständlich auch nicht vorenthalten. Gelegentlich sind die Zärtlichkeiten für unsere Kolleginnen geradezu verstörend: Sie haben festgestellt, daß das nicht die Zärtlichkeiten eines kleinen Kindes waren, die sie von ihm erhielten. Er liebkoste sie voller Hingabe, streichelte ihre Haut auf geradezu erotische, sinnliche Art. Nach Tustin ist die Sinnlichkeit autistischer Kinder eine ihrer hervorstechenden Eigenschaften, und hier sehen wir Meltzers These von der fröhlichen Inbesitznahme durch die Kinder veranschaulicht. Man kann sich leicht die Fehleinschätzung Erwachsener vorstellen, wenn sie eine naive Forschungsreise ihres Körpers als erotisch erleben. Jedenfalls kann man die Ratlosigkeit meiner Kolleginnen gut verstehen, die hin- und hergerissen sind zwischen der Sorge, im Umgang mit den Kindern eine vernünftige Haltung einzunehmen, und der Befürchtung, die Kinder bei ihren ersten Versuchen zu entmutigen, wenn sie endlich einmal mit jemand anderem als den Eltern in Kontakt treten. Die Männer und Frauen in diesem Metier sind es gewohnt, daß die Kinder sich ihnen zuwenden wie ein Baby seiner Mutter. Ohne die verschiedenen Rollen und Identitäten zu verwechseln, können sie damit umgehen, weil dieses Verhalten zu den menschlichen Voraussetzungen unserer Arbeit gehört. Mit seiner »erwachsenen« Art von Zärtlichkeit und Erotik hat Fabien sie auf eine abweichende Weise bedrängt und aus der Fassung gebracht.

Eines Tages streichelt Fabien im Psychodrama die Brüste der Psychoanalytikerin, zu der seine Mutter geht. Sie erzählt uns, daß letztere sich über ein Gefühl der Leere bezüglich der Verständigung mit ihrem Sohn beklagt hat, der jetzt auch weniger an ihr hänge. Während einer Szene trägt Dr. Blanche Boudon – sie spielt seine Mutter – eine Hemdbluse, die durch eine Brosche geschlossen ist, die Fabien sogleich ins Auge springt. Jetzt werden sich wieder Mélanie Kleins Anhänger freuen, nach deren Meinung die Brust eine Art allgemeines, menschliches Phantasma ist, das keinerlei erotische Bedeutung habe (wir erinnern uns, daß Fabien die Mutterbrust zunächst verweigerte). In der folgenden Woche trägt unsere Kollegin, vielleicht aus Vorsicht, einen Pullover, auf den sie dieselbe Brosche gesteckt hat. Wieder zeigt Fabien sich von der Brosche fasziniert, wodurch er an die letzte Sitzung anknüpft, als ob sich sein Interesse an der weiblichen Brust auf die Brosche verlagert hätte, die ihm den Zugang zu ihr versperrt. Zwar bin ich der Idee von der frühkindlichen Gier nach der Brust gegenüber aufgeschlossen, doch in diesem Augenblick spielt Fabien keineswegs Baby. Er zeigt nämlich auch starkes Interesse an den Beinen einer anderen Kollegin, auch an ihren Hüften, als sie einmal einen Lederrock trägt. Im Gegensatz zum normalen Kind, das sich zum Weichen und Plüschigen hingezogen fühlt, ist Fabien von Nylon oder Leder angetan: Ob er einmal Fetischist wird?

Was die vertrauten Objekte angeht, von denen sich ein kleines Kind unter keinen Umständen trennen will, hat Winnicott auf seine geistreiche Weise deren Bedeutung als »erstem nicht-körperlichen Besitz« aufgezeigt. Seinen Wert für das Kind nannte er »transitiv«, eine Art Übergang und Mittler vom Selbst zum anderen. Zudem hat er auf die möglichen Zusammenhänge zwischen diesem transitiven Objekt und dem Fetisch hingewiesen. Das verrät uns einiges über die Dimension des Fetischs in der menschlichen Gesellschaft. Tatsächlich weiß man, daß sich der Fetischist vor der Abhängigkeit von einem einzigartigen, geliebten Wesen dadurch schützt, daß er sich ausschließlich für die Schalen, die den weiblichen Körper verhüllen – Schuhe, Strümpfe, lange Haare, Lederkleidung usw., allesamt Objekte oder leblose Teile des Körpers – interessiert, und zwar mit allen Risiken, die dieses Verhalten auslösen kann. Diese Dinge haben den unbestreitbaren Vorteil, daß sie uns niemals verlassen können – eine Bemerkung, die die klassische Definition des Fetischismus als sexuelle Perversion sinnvoll zu ergänzen vermag. Indem er zum Fetisch greift, verleugnet der Fetischist, so Freud, das Fehlen eines Penis beim weiblichen Geschlecht. Männer fürchten sich vor der Tatsache, daß Frauen keinen Penis haben, weil das für ihre Angst, den eigenen Penis zu verlieren, einen realen Hintergrund liefert. Dank des Fetischs, dem er dieselbe aufregende Bedeutung wie dem Penis zuschreibt, kann sich der Fetischist beruhigen: Auch die Frau besitzt irgend etwas. Wer glaubt, daß nur ein paar Verrückte so denken, braucht sich nur anzusehen, wie die Werbung den Körper der Frau darstellt – erigiert, triumphierend und unbehelligt vom Alterungsprozeß: Der Fetischismus ist eher allgemein verbreitet.

Wegen Fabiens Zweiteilung in ein Pseudo-Baby und einen Pseudo-Erwachsenen befragen wir seine Eltern, die uns darüber aufklären, daß sie sehr frei mit den Kindern umgingen und sich auch nackt voreinander bewegten. Das ist nun ziemlich normal. Unsere Fragen zeugen nur von unseren eigenen Schwierigkeiten zu ergründen, ob Fabiens Vielschichtigkeit ausschließlich für ihn typisch ist.

Wir stellen ihm die Kollegen vor, die seine Eltern spielen, und haben den Augenblick des Zubettgehens als Szene ausgewählt. Zu diesem Zweck haben wir in einem Zimmer die Matratzen ausgelegt, die normalerweise zum Mittagsschlaf dienen. Fabien und eine Kollegin, die seine kleine Schwester spielt, haben sich je eine Matratze angeeignet, die daneben liegende soll das Bett der Eltern darstellen. Die »Eltern« setzen sich auf die Matratzen, während Fabien sich auf seine kauert. Um eine vertrauliche Atmosphäre zu schaffen, unterhalten sich die Eltern-Darsteller leise, während sich Fabien langsam erhebt, sich ihnen nähert, um sich zwischen sie zu drängen. Auf diese Weise demonstriert er, daß er sehr wohl begreift, was vor sich geht, und daß er es – wie alle Kinder – nicht ertragen kann, aus der elterlichen Zweisamkeit ausgeschlossen zu werden. Aber anstatt das durch zornige Worte auszudrücken, drängt er, sozusagen aus seiner Position als Kind und Individuum, seinen Körper zwischen die Leiber der Eltern-Darsteller, ohne daß wir wüßten, auf welcher Bewußtseinsebene er selbst dieses Verhalten begreift.

Als sich eines Tages sein Vater auf Reisen befindet, ist auch der Kollege, der gewöhnlich seinen Vater bei unserem Psychodrama darstellt, abwesend. Also schlagen wir Fabien vor, eine Szene allein mit seiner Mutter zu spielen. Er begibt sich daraufhin an die Seite der Mutter-Darstellerin und legt ihr den Arm um Schulter und Hals, eine für ihn ganz unübliche Haltung. Dann legt er sich an ihrer Seite in gleicher Höhe mit ihr und drückt ihren Kopf an seine Schulter, was wir verdutzt beobachten: Obwohl selbst klein und schwächlich, spielt er ihr gegenüber den starken Mann, den furchtlosen Beschützer. Wir erklären ihm das mit der Abwesenheit seines Vaters. Seine Reaktion darauf überrascht uns noch mehr: Er erhebt sich, bewegt sich auf mich, der ich der einzige Mann in der Gruppe bin, zu, ergreift meine Hand, zieht mich zu der Kollegin, nimmt auch deren Hand und legt unsere beiden Hände ineinander. Ein sehr bewegender Augenblick, denn wir hatten das Gefühl, daß er an diesem Tag sowohl seine Eltern als Paar als auch seine wahre Rolle als Kind auf diese Weise akzeptierte.

Fabien zu Hause und in der Tagesklinik

Zu Ostern haben die Eltern Fabien und Amanda auf eine Reise zu den Großeltern väterlicherseits mitgenommen – eine Gelegenheit, sich besser kennenzulernen. Doch der seltsame kleine Kerl brachte sie sehr aus der Fassung. Aus diesem Grund, oder weil sich die Eltern weniger auf die Kinder konzentrierten, durchlebte Fabien nach der Heimkehr mehr Krisen und verkroch sich im Haus. Hinzu kam, daß Amanda Fortschritte beim Laufen machte und aktiv ihren Platz in der Familie beanspruchte. Möglicherweise nahm er ihr das übel.

In seinem Alltag in der Tagesklinik hat Fabien leichte Fortschritte gemacht. In einer Gruppe, wo das Miteinander von Kindern und Erwachsenen mit Hilfe von Ball- und Reifenspielen gefördert wird, akzeptiert er es mittlerweile, sich von den Gegenständen zu trennen, die ihm als Schnullerersatz dienen. An den Spielen nimmt er jedoch nicht wirklich teil.

Zu den von zu Hause mitgebrachten Gegenständen gehören häufig mit Flüssigkeiten gefüllte Behälter, Fläschchen und Röhrchen, die er entleert und anschließend am Waschbecken der Toilette wieder auffüllt. Da wir Fabiens Weigerung, gleich welche Nahrung aufzunehmen, kennen, verstehen wir zwar, daß sich seine Eltern nicht ängstigen, er könnte irgendwelche für Kinder gefährlichen Dinge essen oder trinken. Das trifft aber nicht auf die anderen uns anvertrauten Kinder zu, von denen viele alles verschlingen, was ihnen in die Finger gerät. Man kann sich meine Aufregung vorstellen, als Fabien eines Morgens mit dem Probebeutel eines ammoniakhaltigen Reinigungsmittels erschien. Und dann erst Fabiens Aufregung, als ich ihn zunächst dazu überreden will, es auszuleeren, ihn schließlich sogar dazu zwinge.

Später dann benutzt Fabien die kleinen Behälter zum Pipimachen. Tatsächlich versuchten wir die ganze Zeit, ihn dazu zu bewegen, auf die Toilette zu gehen, doch davor fürchtet er sich entsetzlich. Er kann es weder ertragen, daß irgendwelche Nahrung *in* seinen Körper kommt, noch daß Urin *aus* seinem Körper läuft. Möglicherweise versucht er auf seine Art, dieser Angst Herr zu werden, indem er ständig die Behälter füllt und leert, füllt und leert. Das Urinieren übrigens handhabt er auf unglaubliche Weise: Seine Lehrer haben ihn dabei beobachtet, wie er sich eine größere Platte vom Legospiel nahm und Zelle für Zelle davon mit Urin-Tropfen auffüllte. Er beherrscht also die Entleerung – die Urindosierung – auf ganz verblüffende Art. Man versteht jetzt besser, daß das Urinieren in die Fläschchen für ihn ein Fortschritt und ein Kompromiß ist, den er sich unter enormem Streß abgerungen hat.

Nach den großen Ferien erzählen Fabiens Eltern, daß die kleine Amanda ins Krankenhaus mußte, woraufhin Fabien in der Wohnung herumirrte und mit den Spielsachen seiner Schwester spielte, als ob ihn ihre Abwesenheit schmerzte. Das hielt ihn allerdings nicht davon ab, ihre Puppen erneut mit Gewalt auf den Boden zu schmettern.

Wir erfahren auch, daß Fabien ein anderes Eßverhalten angenommen hat. Als ob man etwas in ihm umgeschaltet habe, schlang er alles rasend schnell runter. Seine entzückte Mutter konnte die kurz anhaltenden Freßanfälle kaum befriedigen.

Alles in allem muß man feststellen, daß sich Fabien sehr verändert hat: Er greift nun öfter jüngere oder schwächlichere Kinder an. Während seiner Attacken reibt er sein

Geschlecht an dem anderen Kind, ein wenig so, als ob er masturbierte, zumeist an einem kleinen Mädchen, das er wie ein Objekt behandelt. Das ist ein Fortschritt für ihn als Opfer, auch wenn uns das wegen der anderen Kinder neue Sorgen bereitet. Doch gleichzeitig scheint Fabien ein wenig matt und traurig zu sein. Verhilft ihm diese – ob nun schmerzhafte, aber positive – Traurigkeit dazu, ein Bewußtsein für die Trennung zu entwickeln, also ein Bewußtsein von deutlich umgrenzten, von ihm verschiedenen Menschen? Oder ist er einfach nur müde oder aus Gründen, die wir nicht kennen, unglücklich? Zugunsten der ersten These spricht das Verhalten, das er während der Abwesenheit seiner Schwester an den Tag legte, sowie die Tatsache, daß er, der über Mittag praktisch nichts ißt, sich beim Heimkommen wie ein Verrückter auf den Kühlschrank stürzt.

Diese Entwicklung beeinflußt langsam den Alltag in unserem Institut, zumal ein gänzlich unerwartetes und erfreuliches Verhalten hinzukommt: Obwohl Fabien immer noch die Mahlzeit, die wir ihm anbieten, ausschlägt, stibitzt er außerhalb der Mahlzeiten Brot. Welche Freude, ihn gewissenhaft seine Beute mampfen zu sehen.

»Nein!«

Im Psychodrama, das ich nach dem Weggang einer Kollegin leite, spielen wir die Rivalität zu Amanda durch. Eines Tages, als die Kollegin, welche die Kleine darstellt, so tut, als wolle sie Fabien etwas wegnehmen, sagt er streng und deutlich »Nein!«. Sich gegen den Willen eines anderen sperren zu können, gehört zu den wesentlichen Schritten unserer Therapie, vor allem, wenn das mit Worten gelingt. Auf einer unserer internen Versammlungen konnte unsere Psychodrama-Gruppe diese Neuigkeit stolz den Kollegen verkünden. Die antworteten uns freundlich-nachsichtig, daß er dieses »Nein« bereits seit einer oder zwei Wochen täglich mehrfach benutzte. Letztlich ist es ja egal, wer den Erfolg bei der Behandlung einheimst, bei der wir alle – Eltern, Erzieher, Lehrer und Therapeuten – seit fast zwei Jahren miteinander wetteifern.

Lili

Nach einem Vierteljahr bei uns in der Tagesklinik ließen wir Lili in ihrem Mädchenbett schlafen. Zu Hause ist ihre Kommunikation verkümmert, doch wirkungsvoll: Was ihr auch geschieht, zwei Wörter bringen sie immer dazu zu kommen: »Bad« und »Schokolade«. Aber wir erinnern uns auch, daß sie immer sofort auf der Befriedigung ihrer Bedürfnisse besteht. Wenn sie die nicht erreicht, brüllt sie wie am Spieß. In der Tagesklinik ist sie weniger fordernd. Sie nimmt sich, was ihr gerade paßt, und ignoriert den Rest. Wir sind uns nicht sicher, ob sie uns alle auseinanderzuhalten vermag. Zwar verlangt sie von uns Dinge und Zärtlichkeiten, doch verlangt sie die von uns als Individuen? Wie Fabien ist sie vom Schmuck, den die Frauen tragen, fasziniert, jedoch ohne die erotische Dimension, die dieser auf ihn auszuüben scheint. Sie versucht, den Schmuck abzunehmen und ihn wieder anzulegen, spielt mit den Verschlüssen, streift sich Armbänder über, was meine Kolleginnen ihr gerne gewähren. Das ist ziemlich riskant . . . vor allem, wenn sie heftig an den Kettchen oder Ohrringen zerrt.

Ihr zügelloses Verlangen nach Kontakt erlaubt es, sie leicht in die Gruppen zu integrieren, wenn auch ihre tatsächliche Anteilnahme sehr ungewiß ist. Wir begleiten sie einmal mit ihrer wöchentlichen Lerngruppe zum Pony-reiten.

Deren Ziel ist es, den Kindern die Welt durch die Begegnung mit einem Tier zu offenbaren, einem Lebewesen, mit dem man nicht sprachlich kommunizieren kann. Die regelmäßigen Ausritte mit ganz normalen Kindern sollen dem Risiko der gesellschaftlichen Abgrenzung und der Abschottung vom normalen Leben vorbeugen.

Ein Erzieher und unsere Krankenschwester begleiten vier Kinder im Minibus (wertvolles Geschenk des Variety-Clubs vor etlichen Jahren) zum Reiterhof. Während der Fahrt knabbert Lili an allen Ecken und Enden, die sich ihrem Mund bieten: am Metallrahmen des Fensters und den Stangen der Sitze. Da sie sich bei der Ankunft gleich davonmacht, muß man sie zunächst wieder einfangen, ehe man mit der Reiterei beginnen kann. Eines Tages packt unseren Erzieher Patrick, der am Ende seiner Geduld angelangt ist, eine ausgesprochene Wut. Er droht ihr, sie niemals wieder mitzunehmen, es sei unmöglich mit ihr. Das nächste Mal also läuft Lili sofort in die Boxen, um die Ponys zu satteln. Sie ist fasziniert von diesen Tieren und untersucht ihre Körper. Als sie sich besonders für die Hufe interessiert, beschleichen meine Kollegen schon wieder Ängste ... sie untersucht sie mit den Fingern. Dasselbe tut sie mit dem Maul und den Zähnen des Tieres.

Auch wenn sie dabei sehr geschickt ist, reitet sie auf eine gefährliche Art: Sie springt vom Pony herunter, ob es nun angehalten hat oder nicht. Uns fällt ein, daß sie auch schon früher aus egal welcher Höhe gesprungen ist, ohne sich irgendeiner Gefahr bewußt gewesen zu sein.

Ein paar Monate später hat sich ihr Verhalten etwas gebessert. Im Minibus nagt sie nicht mehr überall herum, sie schleckt und knabbert nur noch an einem Kuchen.

Danach pickt sie sämtliche Krumen, die auf ihre Kleider oder den Sitz gefallen sind, auf und verzehrt auch die noch gewissenhaft. Sie gibt Geräusche von sich, indem sie mit der Zunge gegen den Gaumen klackt, was unmißverständlich dem Galopp eines Ponys ähnelt. Im übrigen zeigt sie sich höchst interessiert an den Mündern sprechender Erwachsener. Auf dem Reiterhof untersucht sie nun nicht mehr auf diese gefährliche Weise die Körper der Ponys. Sie kann sie auch mit offensichtlichem Vergnügen besteigen. Gemeinsam mit ihrem Erzieher trabt und galoppiert sie perfekt. Zwar bleibt es schwierig für sie, die Regeln des Reiterhofs zu akzeptieren – etwa das Tragen der Jockeymütze –, aber immerhin macht sie sich nicht mehr aus dem Staub.

Während ich die Notizen meiner Kollegen lese, bin ich voller Hochachtung ihnen gegenüber, weil sie solche Unternehmungen mit allen Risiken organisieren; zumal an Orten, wo wir zwar wohlwollend geduldet werden, aber uns doch mit den Erfordernissen des ganz normalen Alltags konfrontiert sehen: der Offenheit des Geländes, den Regeln des Zusammenlebens, dem Respekt vor den anderen Benutzern. Doch mir scheint es, daß die Kinder davon sehr profitieren. Denn ich schätze diese Art der Erziehung durch die spielerische Erforschung der Welt und geteilte Freuden.

Lilis Eltern suchen weiterhin regelmäßig den Psychiater ihrer Tochter auf. Sie sind immer noch, jeder auf seine Weise, äußerst pessimistisch. Während die Mutter jedoch von einem Hoffnungsschimmer spricht, beschreibt der Vater ein vergeudetes Leben, in dem die Eltern sinnlose Opfer bringen. Wenn er von »Opfern« redet, meint er nicht nur die viele Zeit, die er seit ihrem Umzug im Zug verbringt, sondern vor allem die Tatsache, daß er und seine Frau sich langsam von ihren Freunden mit kleinen Kindern abgeschnitten fühlen. Denn es tut sehr weh, immerzu Lili mit den anderen, sich normal entwickelnden Kindern zu vergleichen.

Wir hingegen sind überhaupt nicht entmutigt, im Gegenteil, wir haben Lilis Eltern vorgeschlagen, daß ich ihre Tochter viermal die Woche in meine analytische Psychotherapie nehme. Sie verlangt tatsächlich ohne Unterlaß nach Kontakten, die sie im festen Rahmen einer individuellen Beziehung sicher besser aufbauen kann, als wenn sie nur über verstreute Kontakte verfügt. Die Eltern stimmen also zu, auch wenn sie überrascht sind, daß wir in erster Linie keine logopädische Behandlung ins Auge fassen. Solche Reaktionen erleben wir häufig, doch die Logopädie läßt sich leider nur anwenden, wenn wenigstens ein rudimentäres Sprachvermögen bereits vorhanden ist. Ich vergleiche das gerne mit der Hecke, die man erst schneiden kann, wenn sie gewachsen ist, und die nicht schneller wächst, wenn man an ihren Ästen zieht. Jedenfalls gibt die Aussicht auf Psychotherapie auch Lilis Vater wieder ein wenig Hoffnung.

In der Phase, in der ich mich mit der Vorbereitung der Behandlung befasse und den Eltern die Probleme erläutere, suchen sie mich getrennt auf, um über die Stundenpläne zu sprechen. Vielleicht ist das der Grund, warum Lilis Mutter dieses Mal pessimistischer scheint: »Wenn sie sich nicht weiterentwickelt, kommt sie in ein Internat. Das ist jetzt beschlossen.« Da wir für Lili, wenn sie das für unser Institut geltende Höchstalter von acht Jahren erreicht hat, sowieso eine neue Einrichtung suchen müssen, akzeptiere ich auch die Zuflucht zu dem letzten Mittel. Zugleich jedoch gebe ich zu bedenken, daß wir die Verantwortung für die Behandlung nicht unter der ständigen Drohung eines Abbruchs übernehmen können. Vielleicht, weil ich die ihr zustehende letzte Entscheidung akzeptiere, ist Lilis Mutter in der Lage, über die Todesphantasien zu reden, die sie gegenüber Lili verspüre und die sie seit einiger Zeit verfolgten. Wir haben ihr nämlich vorsichtshalber telefonisch mitgeteilt, daß wir ihre Tochter ins nahegelegene Trousseau-Krankenhaus einweisen mußten, weil sie in ihrer Gefräßigkeit ein rundes Stückchen Holz verschluckt hatte. Während wir dort warteten, haben uns die Kollegen der Pädiatrie versichert, daß es am besten sei, darauf zu warten, bis das Kügelchen am anderen Ende des Verdauungsapparates wieder zum Vorschein komme, was in solchen Fällen jedesmal passiere. Nach dem Telefonanruf wurde Lilis Mama jedoch noch lange von dem Gedanken verfolgt, daß Lili auch hätte ersticken und sterben können. Und sie hatte sich plötzlich gefragt, ob das nicht besser gewesen wäre ...

Mich beschäftigt der Pessimismus dieser Familie. Später werden wir sehen, daß alle Familien mit behinderten Kindern sich mit solchen negativen Gedanken befassen. In Lilis Fall erinnere ich mich an die Toxoplasmose, die ihre Schwangerschaft bedrohte, sowie die unerträglichen Spannungen während des Krankenhausaufenthalts und der Geburt. Doch jetzt erst sind diese Todesideen aufgekommen, als wir von ihrer Notaufnahme in die Klinik gesprochen haben. Haben wir damit eine Art von Bedauern reaktiviert? Am Anfang der Schwangerschaft hatte man der Mutter bei erwiesener Toxoplasmose eine Abtreibung vorgeschlagen. Führen die Eltern etwa – wenn auch unbewußt und immer wieder von ihnen bestritten – die psychischen Probleme ihrer Tochter auf diese Bedrohung zurück?

Oder rechtfertigt einfach die ständig bedrückende Frage, ob das Kind einmal normal werde, das Verlangen, alles zu beenden? Ich habe keine Antwort darauf, immerhin schließen sich die unterschiedlichen Hypothesen auch nicht gegenseitig aus. Doch im Moment will ich mich um Lili kümmern. Ich habe bereits gesagt, daß das Interesse an den Phantasien der Eltern mich nicht von der Behandlung des Kindes entbindet.

Beginn der Psychotherapie

Als ich sie zur ersten Sitzung abhole, schläft sie rittlings auf einem Stuhl. Indem ich sie in die Arme nehme, wecke ich sie vorsichtig auf. Die erste Sitzung verbringt sie größtenteils auf meinen Knien, wie übrigens auch viele der folgenden. Da sie hier leicht an den Schreibtisch kommt, greift sie sich die Stifte, die sich in einer Büchse befinden, sowie die Filzstifte, die sie aus ihren durchsichtigen Plastikhüllen nimmt. Alle diese Gegenstände steckt sie sofort in den Mund. Als sich ihr Interesse dann auf die Tiere in der Spieleschachtel richtet, lacht sie offen auf, als ich das Muhen einer Kuh nachmache, die sie gerade in der Hand hält. Sie führt das kleine Trinkfläschchen an den Mund einer Plastikpuppe, die zusammen mit den Tieren und ein paar anderen Figuren fortan zu ihren Utensilien gehören soll. Es ist wichtig zu wissen, daß sie lediglich und ausschließlich harte Gegenstände in den Mund nehmen kann, niemals einen Schnuller (wir erinnern uns, daß das Kennzeichen für autistische Objekte das Harte ist).

Nachdem sie von meinen Knien gesprungen ist, erforscht sie zunächst das ganze Zimmer und will mit den Stiften die Wände bemalen, was ich ihr allerdings untersage. Statt dessen biete ich ihr ein paar Blatt Papier an. Das würdigt sie jedoch keines Blickes. Sie läuft zum Waschbecken und verschließt den Abfluß mit dem Pfropfen, ohne jedoch das Wasser laufen zu lassen. Dann erweckt das Telefon ihr Interesse, doch diesmal akzeptiert sie mein Verbot, auf die diversen Knöpfe zu drücken, die die Telefone in den anderen Büros läuten lassen. Mit der kleinen Kuh in der Hand läßt sie sich wieder auf dem Fußboden nieder, kauert sich hin und läßt das kleine, harte Plastikspielzeug lustvoll zwischen dem Fußboden und ihrem Hinterteil hin und her gleiten. Durch ihr Höschen hindurch reizt sie auf diese Weise ihr Geschlecht und ihren Anus. Nach ein paar Augenblicken steht sie auf und nimmt die vorherigen Beschäftigungen wieder auf. Nach zwanzig Minuten will sie den Raum verlassen (die Kindersitzungen dauern normalerweise eine halbe Stunde). Ich respektiere diese Geste und führe sie zu den anderen Kindern im großen Raum zurück. Dort angekommen, will sie meine Hand nicht mehr loslassen.

Man erkennt, daß das »Material«, die psychische Gestalt, die ein autistisches Kind einem Psychoanalytiker entgegenbringt, nicht aus Sprache oder Bildern besteht, sondern nur aus seinem Verhalten. Dieses allein muß man beobachten und versuchen zu verstehen, vor allem, um dem Kind auf seine Weise verständlich zu machen, was mit ihm und in ihm selbst vorgeht.

Die zweite Sitzung ähnelt der ersten. Lili fängt erneut an, die kleine Spielzeugkuh zur Masturbation zu benutzen.

Die dritte Sitzung freilich entwickelt sich ganz anders. Nachdem sie es sich wieder auf meinen Knien bequem gemacht hat und mit den Stiften spielt, spüre ich auf einmal eine merkwürdige Wärme auf meinen Schenkeln ... Sie ist doch tatsächlich dabei, mich anzupinkeln. Unmißverständlich bringe ich mein Mißfallen zum Ausdruck, zumal ich nach der Sitzung in einem anderen Krankenhaus eine offizielle Versammlung habe ... Lili besitzt zwar ein paar Kleiderstücke zum Wechseln, die ich ihr auch mit Galgenhumor überreiche, doch mir selbst nutzt das nicht viel. An solchen Umständen lassen sich die Toleranzgrade messen, die zwischen dem Verständnis für die kleine Patientin und ihre regressive oder erotische Reaktion und der eigenen, heftigen persönlichen Reaktion liegen. Psychotischen Patienten gegenüber, die keine Vorstellung vom analytischen Rahmen haben (man verbietet sich zu handeln, um alles sagen zu können), wäre eine solche natürliche Reaktion erlaubt, vor allem, wenn man etwas nicht ertragen kann. Und der Patient hat zumindest eine klare Aussage: »Das mag ich nicht.« Auch wenn ich riskiere, daß ich nicht herausfinde, daß sie mich etwa vielleicht mit ihrer Babydecke verwechselt hat, habe ich zumindestens eines erreicht: Diesen Streich wird sie mir nie wieder spielen.

In den folgenden Sitzungen – die einander in ihren und wegen ihrer Wiederholungen sehr ähneln, also nicht viel Neues enthalten – zerbricht Lili mit Hand und Zähnen einen Stift und widmet sich daraufhin sehr konzentriert den Versuchen, die beiden Stücke an ihren Bruchstellen wieder zusammenzufügen. Angesichts solcher Versuche denkt der Psychoanalytiker an die ursprüngliche Bedeutung des Wortes »Symbol«. Im Altertum bezeichnete es nämlich zwei Teile von ein und derselben zerbrochenen Schale, die es erlaubten, einen Boten zu identifizieren. Im Laufe dieser Wochen und Monate kommt bei Lili allerdings keine taufrische Begabung für die Sprache und ihre Symbolik zum Vorschein, sondern lediglich wieder jene außergewöhnliche Gefräßigkeit, die sie nun Farbstifte zerbrechen und verzehren läßt. In einem Monat hat sie die ganze

Büchse geschafft. Schnell habe ich die Filzstifte weggestellt, die mir als nicht so unschädlich erscheinen. Um die Farbstifte dennoch funktionsfähig zu erhalten, habe ich sie immer wieder angespitzt, was Lili geradezu entzückte: Von nun an futtert sie mit Behagen den feinen, gezackten Abfall, der sich aus dem Bleistiftspitzer windet. Da ich das beruhigender finde, erfinde ich auch gleich das Spiel von der Mutter, die ihrem Töchterchen geraspelte Karotten reicht. In unseren Sitzungen ist also der Bleistiftspitzer fortan Lilis Objekt der Begierde, dessen Abfall sie wie eine Delikatesse mampft. Während man sie ins Trousseau-Hospital bringt, versorge ich mich dann mit wiederstandsfähigerem Büromaterial, also mit großen Stiften, die schwerer zu kauen sind, und vor allem mit einem großen, metallenen Bleistiftspitzer mit zwei Löchern, der auch große Stifte schafft und selbst für Lilis Kehlkopf oder ihre Speiseröhre zu sperrig ist. Sie akzeptiert auch diese Veränderungen, die nur eingeführt worden sind, um ihr und mein Überleben unter besten Bedingungen zu sichern.

Doch während unserer Sitzungen hat Lili noch eine andere Vorliebe entdeckt: Sie spielt mit Wasser. Darin liegen schließlich überhaupt keine Gefahren. Dennoch sind ihre Spielchen im wahrsten Sinn des Wortes überschäumend. Wenn man nicht aufpaßt, wird unser Zimmer schnell zum Schwimmbad. Auch hierin äußert sich wieder ihre spezielle Gier: Indem sie die Spielzeugbüchse als Gefäß benutzt, trinkt sie ohne Unterlaß und literweise Wasser.

Gelegentlich versuche ich auch neue Aktivitäten einzuführen. So zeichne ich einmal den Umriß ihrer Hand auf ein Blatt Papier, benenne ein anderes Mal Teile ihres oder meines Gesichts, auf die ich dabei zeige. Aber Lili ist immer noch so leicht erregbar, daß sie sich manchmal wie eine kleine Hündin masturbiert, indem sie ihr Geschlecht an der Ecke des Schreibtischs reibt.

Normalerweise dominiert das Regressive, das Babyhafte in ihrem Verhalten. Das geht bei Lili so weit, daß sie bis zu zweimal während der Sitzungen in meinen Armen einschläft. Wenn ich sie dann ins Zimmer zu den anderen Kinder zurückbringe, wacht sie auf. Unser Abschied löst bei ihr dann eine entsetzliche Verzweiflung aus.

Die Psychotherapie autistischer Kinder ist Abenteuer und Forschungsreise zugleich. Gelegentlich haben wir unsere Zweifel, ob sie für das Kind einen Sinn macht, ob das Kind sie überhaupt von den anderen Aktivitäten, die eine Aufsichtsperson mit ihm unternimmt, unterscheiden kann. Doch zweier Dinge bin ich mir sicher: einerseits der Besonderheit der Situation, andererseits des Engagements des Kindes in dieser besonderen Situation. Beides will ich erläutern.

Es scheint mir wichtig, daß dem Kind die Freiheit der Initiative in dem Sinn überlassen wird, wie dem erwachsenen Patienten bei der Analyse die totale Autonomie des Gesprächs überlassen wird. Das ist jedoch nur in einem strikten Rahmen möglich, da man, wie wir gesehen haben, immerzu auf alle möglichen Erregungszustände und –ausbrüche des Kindes gefaßt sein muß. Es wäre verrückt, ein Kind den ganzen Tag machen zu lassen, was es will. Nur während einer begrenzten Zeit ist es überhaupt möglich, seinen zumeist spontanen, sich immerzu wiederholenden und zumeist unverständlichen Äußerungen gewissenhafte Aufmerksamkeit zu widmen – nämlich während der Sitzung, die allein ihm gilt. Wenn nun von seiten des Kindes kein Gespräch aufkommt, kein einziges Wort fällt, kann der Psychoanalytiker mit einfachen und direkten Worten die

Gefühle des Kindes ansprechen, die er in ihm spürt. Klar, daß man dem Kind keine Spiele verweigert, wenn es darauf hinaus will, denn sie bilden einen wunderbaren Eingang ins Gebäude der menschlichen Kommunikation.

Aber was will das Kind? Aus Gründen, die mit meiner Funktion als Direktor des Instituts zusammenhängen, bin ich manchmal gezwungen, Sitzungen abzusagen. Als ich eines Tages meine Kollegen bat, es dem Kind mitzuteilen, hörte ich sie zu meiner Überraschung protestieren: »Nein, nein. Sag du es ihm nur selber. Ich habe keine Lust, mir dadurch seinen Zorn zuzuziehen.«

Tatsächlich findet man die Kinder, die oft so träumerisch erscheinen, pünktlich zur Sitzung vor dem Büro, auch wenn sie jeden Tag zu unterschiedlichen Zeiten stattfindet. Und auch wenn sie wie abwesend wirken, wie gefangen in ihren sich immerzu wiederholenden, stereotypen Bewegungen, kommen sie doch sofort vom anderen Ende des Raums gerannt, wenn man sie ruft. An der Gewöhnung, an der Bindung der Kinder an ihre Sitzungen besteht kein Zweifel, wenn wir auch nicht wissen, worauf genau diese Bindung beruht und wie sie funktioniert. So jedenfalls zeigt das Kind, daß es im Freudschen Sinne in die analytische Situation »investiert« – eine Metapher aus dem eher finanziellen als kriegerischen Bereich für die Zuneigung, Bindung und den Einsatz einer Art libidinöser Energie, die sich auf ein mögliches Liebesobjekt richtet.

Verteidigung der Psychoanalyse

Heftige Reaktion von Eltern
gegen die Psychoanalyse

Zunächst in den Vereinigten Staaten, später auch in Frankreich wurden die Ideen Bettelheims, der die Ursache des kindlichen Autismus in den – mißlungenen – frühen Eltern-Kind-Beziehungen gesehen hatte, in Frage gestellt, ja von den Eltern heftig bestritten und bekämpft. Wir können leicht mit ihnen mitfühlen: Versetzen wir uns in die Eltern eines Kindes, das nicht spricht und das nach langer und schmerzlicher vergeblicher Psychotherapie als taub diagnostiziert wurde – und das dann auf einmal wie aus heiterem Himmel sprechen kann. Auch ich hätte in diesem Fall große Lust, dem Psychotherapeuten, der das Kind behandelte, Unfähigkeit vorzuwerfen. Und falls der mir dann »negative Übertragung«, also feindselige Gefühle ohne sachliche Gründe, vorwerfen würde, hätte sogar ich Lust, ihn zu erwürgen.

Zunächst sei festgehalten, daß diese imaginäre Situation von der leider falschen Annahme ausgeht, daß das einstmals taube Kind einfach anfängt zu reden, bloß weil es nun nicht mehr taub ist. Auch dieses Kind muß das Sprechen erst einmal mühsam mit Einsatz seiner ganzen Persönlichkeit erlernen. Unsere Geschichte setzt auch voraus, daß sich die Diagnose »Taubheit« bestätigt, was ja nicht mehr der Fall ist. Denn darin liegt vor allem das Problem: Autismus ist keine Taubheit. Wir haben damit zugleich eine Wunschsituation für alle Eltern autistischer Kinder entworfen: die Entdeckung einer Behinderung, welche die Sprachschwierigkeiten erklären würde. Zudem könnte diese Behinderung durch einen Apparat, der das ausgefallene Organ ersetzt, behoben werden.

Falls solch ein Gerät tatsächlich existierte, würde ich es sofort ein dutzendmal bestellen. Doch leider – und in vielen Fällen glücklicherweise – sind die Menschen keine Maschinen. Es gibt eben keine standardisierten Ersatzteile fürs menschliche Gehirn, an dessen Vielseitigkeit kein noch so schlauer Computer heranreicht.

Dennoch wollen gewisse Fachleute und amerikanische Elternverbände erreichen, daß man Autisten als »Behinderte, die wegen einer speziellen Störung unfähig sind, mit anderen zu kommunizieren«, definiert. Dabei wenden sie sich vor allem heftig gegen die Psychoanalytiker, die sie gleich zweifach zu Kriminellen stempeln: Gegenüber Kindern, deren Behinderung nicht erforscht ist, seien sie inkompetent und in ihren therapeutischen Behandlungsmethoden ineffektiv. Bei den mit autistischen Kindern bereits hart geprüften Eltern weckten sie zudem noch Schuldgefühle.

Ein Dr. E.-R. Ritvo etwa äußerte sich folgendermaßen: »Unzählige Familien verbringen zahllose unglaubliche und unvorstellbar teure Stunden damit, daß ihnen irgend jemand zuhört, um das Unbewußte ihrer Gedanken zu erraten, oder ihr Kind beobachtet, um ihnen mitzuteilen, was dessen Verhalten zu bedeuten hat. Sie ködern sie mit dem Versprechen seiner Gesundung. Sicher muß man allen Familien, deren Kind an Autismus leidet, helfen, wobei in manchen Fällen auch eine Psychotherapie nützlich sein kann. (…) Aber zu glauben, daß solche Gespräche den Autismus heilen können, ist genauso verrückt, wie sich Heilung vom Krebs durch Gespräche zu erhoffen.«[9]

Diese Darstellung ist erschreckend genug. Da viele Psychoanalytiker tatsächlich Eltern beschuldigt haben, ihrem Kind wissentlich oder unwissentlich die Eigenständigkeit vorzuenthalten, kann man auch die Attraktion einer solchen Position begreifen.

Solche Angriffe gegen die Riege der Psychoanalytiker jedenfalls verschaffen den Eltern das Gefühl, als Opfer eines Vorurteils zu gelten. Es ist wahrlich eine Tragödie, Eltern eines autistischen Kindes zu sein. Doch in diesem Fall müssen die Psychoanalytiker als Prügelknaben herhalten – was im übrigen als effektive Behandlung bei Depressionen angesehen wird: Wenn man wütend ist, ist man wenigstens nicht mehr so depressiv.

Aber anstatt die obengenannten überzogenen Positionen wie jene von Bettelheim zu korrigieren, schlägt das Pendel so heftig in die andere Richtung aus, daß zu viele wesentliche Positionen geopfert werden. Daher kann man diese Entwicklung nicht mit Gelassenheit hinnehmen und einfach darauf warten, daß der Trend der Ideen erneut umschlägt. Die These vom Autismus als einer spezifisch verkannten Behinderung ist geradezu zu einer Weltanschauung geworden – bei seinen Anhängern ein politischer Kampf, der dazu geführt hat, daß im US-Staat North Carolina ein besonderes Gesetz über die Integration von Behinderten erlassen wurde. Es schreibt vor, daß eine Behandlung im Sinn der obengenannten Verfechter zu erfolgen habe. Doch wie alle Weltanschauungen verwirft auch diese jede Realität, die sie erschüttern könnte, und verwechselt dabei Mittel und Ziele, Ursachen und Wirkungen. Also wird die schulische Integration, die wir im übrigen alle wünschen, zur Pflicht und zum Mittel der Genesung erklärt. Die Desintegration, also die Trennung und Absonderung, wird nicht als Folge der Behinderung, sondern als deren Ursache benannt. Man braucht also nur alle Psychoanalytiker und Psychiater und Tageskliniken durch Lehrer und Schulen zu ersetzen.

Den Vorschlag, uns zu verjagen, mit dem überforderte Eltern ihre Ohnmacht abreagieren, würden wir ja mit Humor nehmen, wenn die Theorie von den simplen organischen Ursachen dieser speziellen Behinderung in der Gesellschaft nicht auf ein so starkes Echo stoßen würde. Aus Anlaß des Erscheinens von Eric Schoplers Buch »Förderung autistischer Kinder und entwicklungsbehinderter Kinder«[10] nahm etwa in einem *Le Monde*-Artikel (vom 22. Juni 1988) J.-Y. Nau erneut die psychoanalytische Vorgehensweise aufs Korn.

Die Eltern, die in Frankreich den analytischen Praktikern, die sich engagiert den Kindern widmen, großes Vertrauen entgegenbringen, werden offensichtlich durch diese Ansichten sehr verunsichert. Die angeblich revolutionäre Position zeichnet sich jedoch allein dadurch aus, daß den Eltern eine erzieherische Alternative zum Internat oder zur psychiatrischen Tagesklinik angeboten wird. Schopler aber schreibt: »Vor nicht zu langer Zeit waren ihre Wahlmöglichkeiten noch begrenzt. Man hielt die Eltern für die Ursache der Behinderung ihres Kindes. Wenn sie reich sind, stehen ihnen ein paar teure Internate offen. Sind sie arm, werden ihre Kinder in riesige, unpersönliche geschlossene Anstalten gebracht.«

Das mag für die USA zutreffen. Ich jedoch arbeite in einer Tagesklinik, in die seit Jahren lediglich fünfzehn Kinder kommen, die auch nicht von ihren Familien getrennt werden und die das im übrigen keinen Pfennig kostet. Uneinigkeit herrscht nicht nur über die Natur und Ursprünge des Autismus, auch darüber, wie man mit den Kindern umgehen soll. Wir werden sehen, daß sich auch daraus erhebliche ethische Differenzen ergeben.

Bis heute haben sich die schlimmen Vorwürfe nicht gelegt, eher im Gegenteil. Im Oktober 1990 haben sich sogar *The New York Times* und das Magazin *Newsweek* als Forum für Anschuldigungen gegen Bettelheim – kurz nach dessen Selbstmord – hergegeben: Er, Überlebender eines Konzentrationslagers, habe in seiner »Legasthenikerschule« selbst eine Art KZ errichtet. Zudem wurde er noch als »Bruno Brutalheim« verunglimpft.[11] Wenn man jeglichen Erfolg durch die psychoanalytischen Methoden, die wir in den vorangehenden Kapiteln vorgestellt haben, leugnet, ist es kein Wunder, daß man sich schließlich auch auf Bettelheim stürzt.

Die Eltern autistischer Kinder müssen sowohl einen Kampf um die gesellschaftliche Anerkennung der spezifischen Probleme ihrer Kinder als auch um Mittel zu deren Erforschung und Behandlung führen. Dieses Buch ist zum Teil aus diesem Grund geschrieben worden. Da ich dieses Ziel so wichtig finde, bin ich dafür, daß außer den Eltern, die uns ihre Kinder anvertraut haben, auch die Elternverbände an die Öffentlichkeit gehen, denn vereint wird ihnen die Aufmerksamkeit der Öffentlichen Hand sicherer sein. Die derzeitigen Bemühungen, das Blatt zugunsten einer gewissen Ideologie zu wenden, die meiner Meinung nach im Gegensatz zu den Interessen der Kinder steht, finde ich zum Verzweifeln.

So erscheint es mir wichtig, daß wir uns auf eine grundsätzliche Diskussion einlassen, die Vorwürfe gegen die Psychoanalytiker untersuchen, die organischen Thesen der Verleumder prüfen, schließlich unsere Gegenkritik ins Feld führen sowie Schoplers Erziehungsvorschlägen Aufmerksamkeit schenken. Denn wir sollten unter keinen Umständen etwas übersehen, das den Kindern nützen könnte. Nur so beantworten wir die legitimen Fragen der Eltern.

Zur Schuld der Eltern

Wir haben von den Gründen gesprochen, die viele Psychoanalytiker zu schnell dazu veranlaßt haben, die Eltern für die Beziehungsschwierigkeiten ihrer Kinder verantwortlich zu machen. Meiner Meinung nach liegt der wesentliche Grund in der Suche nach einem linearen Determinismus, wonach eine einzige Ursache sämtliche Wirkungen zeitigt. Die Vorliebe für Vereinfachungen ist eine bedauerliche Konstante im menschlichen Denken. Doch wir sollten unseren Irrtum erkennen, ihn verstehen und uns von ihm lösen. Wir Psychoanalytiker hätten schließlich das theoretische Rüstzeug, um solche Vereinfachungen zu vermeiden. Freud hat uns die »Aufarbeitung« hinterlassen. Es handelt sich dabei um einen wesentlichen Bestandteil beim Begreifen der Psyche. Es geht um eine Neugestaltung dessen, was wir erlebt haben, also um eine »Aufarbeitung« im nachhinein – und zwar mit Blick auf das, was wir anschließend erleben.

Nehmen wir ein einfaches Beispiel, das wohl jedermann schon erlebt hat: Sie kommen ins Kino, doch die Vorstellung hat bereits begonnen. Sie schauen sich den Film zu Ende an, bleiben aber für die nächste Vorstellung sitzen, um den Beginn zu sehen. So könnten Sie bereits von Anfang an die Person erkennen, die später als Mörder oder Verräter in der Story entlarvt wird, und *rückblickend* erschauern, wenn sie sich der Szene erinnern, wo sich der Held dieser Person anvertraut. Unter dem Gesichtspunkt der neuen Informationen lassen Sie alles Revue passieren, was Sie bereits gesehen haben.

Auf diese Weise geht auch unser Gedächtnis mit Eindrücken aus der Kindheit um: Es reinterpretiert sie im großen und ganzen durch die Brille unserer Lebenserfahrung. Indem sie sie ständig neu schreibt, verfährt die Gesellschaft so mit ihrer eigenen Geschichte. Das grausame Spiel, Politiker an ihre vergangenen Verlautbarungen zu erinnern, illustriert das sehr schön. Die Geschichtsbücher der verschiedensten Epochen geben uns die unterschiedlichsten Darstellungen von ein und derselben Geschichte. Unter dem Gesichtspunkt der Unterdrückung und Verdrängung der Geschichte sind solche Widersprüche ganz normal. Totalitäre Gesellschaften jedoch zeichnen sich durch Tilgung dessen aus, was ihrer »Wahrheit« widerspricht. In seinem Buch »1984« beschreibt George Orwell eine Gesellschaft, in der sich ein »Ministerium der Wahrheit« ebendieser widmet. Leider ist das nicht nur Erfindung eines Autors. In den Nachschlagewerken der (ehemaligen) UdSSR gibt es weiße Stellen innerhalb des Textes, die bezeugen, daß für die damals Herrschenden unliebsame Artikel unterdrückt wurden. Das französische Kino der Nachkriegszeit hat im übrigen auf reichlich ausgefallene Weise die Franzosen als ruhmreiches und einmütig aufbegehrendes, total der Résistance anhängendes Volk auf die Leinwand gemalt. Ich möchte nur an den Aufruhr erinnern, den der Film »Le Chagrin et la Pitié« verursachte, als er diese Illusion zerstörte. Im übrigen brauchte es viele Jahre, bis wir dieses ausnahmslos heroisierende Bild von uns aufgeben konnten.

Während einer Erwachsenen-Psychoanalyse dient die nachträgliche Aufarbeitung der eigenen Geschichte dem Ziel der Wiederbelebung und ist ein wesentliches Moment des therapeutischen Fortschritts. Es erlaubt ihm – dem Analysanden – gleichzeitig, sich von schweren und schmerzlichen Gefühlen zu befreien, die zu empfinden damals seine Kraft überstieg. Dabei tauchen auch weiße Seiten auf, die ehemals undenkbare Bedeutungen, Geheimnisse vorheriger Generationen und verdrängten Schmerz oder unverarbeitete Trauer verbergen. Gelegentlich kann man Spuren davon wiederfinden oder einen Sinn darin entdecken.

Als eine Art Historiker holt der Psychoanalytiker die Vergangenheit hervor, um sie mit den Möglichkeiten der Gegenwart zu bewältigen. Als ich anfing, mich mit dem Autismus zu beschäftigen, hörte ich den Erzählungen der Eltern über die ersten Jahre ihrer autistischen Kinder genau zu und glaubte ihnen vorurteilslos. Möglicherweise habe ich dabei nicht genug berücksichtigt, daß deren Schock akut und beständig war, sie aber gleichzeitig die Vergangenheit im nachhinein unter dem Gesichtspunkt ihrer Schuld interpretierten, sozusagen neu erzählten. Ich habe ihnen bei dieser Arbeit der Schuldbewältigung geholfen, was sehr schmerzhaft, aber wirkungsvoll war – etwa, wie wenn man einen Abszeß schneidet: Nach dem Schmerz beginnt die Heilung. Daraus erwächst auch eine enorme Erleichterung. Dennoch blieb ich unzufrieden, weil es mir unvollkommen schien. Heute denke ich, daß die Sorgen, welche die Eltern dem gestörten Kind gegenüber hegen, sich im banalen Alltag fortsetzen, denn man kann die dramatischen Augenblicke, mit denen es immerzu konfrontiert wird, nicht wegwischen. Doch davon später. Auf der anderen Seite kommt es mir vor, als ob wir das unterschwellige Bedürfnis der Eltern unterschätzen, der ganzen Katastrophe einen Sinn zu verleihen, anstatt sich einem undurchsichtigen Schicksal hinzugeben. Auch da hätte Freud uns helfen können, der sagte, daß Katastrophen die Menschen frommer machten, wo uns doch genau das Gegenteil viel logischer erscheinen könnte.

Wie Sie sicher bemerken, stimme ich gerade der Ansicht

zu, daß sich die von mir beratenen Eltern schuldig fühlen. Ob nun zu Recht oder nicht, ich jedenfalls habe ihnen geglaubt. Dabei muß ich zugeben, daß ich dazu tendiere, den Menschen zu glauben. Ich bedaure das nicht, auch wenn es naiv erscheinen sollte. Denn ich habe soviel vom gegenseitigen Vertrauen profitiert, daß die wenigen Enttäuschungen nicht ins Gewicht fallen. Leider aber werde ich nicht für meine Freundlichkeit, sondern dafür, daß ich die Kinder heile, bezahlt, und dabei ist Naivität nicht angebracht. In dem Bemühen, bei meiner Arbeit gründlich vorzugehen, bitte ich die Eltern, ihre Haltung zu ändern, denn ich weiß, daß dadurch auch das Kind gezwungen wird, sich zu verändern. Nachfolgend ein paar Beispiele zum Umgang mit der menschlichen Wahrheit, wie sie von einigen Eltern geäußert wurde.

Die Mutter eines kleinen autistischen Jungen erzählte, daß er kurz nach dem Unfalltod ihres eigenen Bruders geboren wurde. Sie hatte eine dermaßen starke Bindung zu diesem Bruder, daß sie seinen Verlust total verdrängt hatte. Wegen der Schwangerschaft war sie ihrer von dem Unglück getroffenen Schwägerin gegenüber zunächst sehr beschämt, sie sagte, sie habe sich nur deswegen in die Schwangerschaft gestürzt, um den Tod herauszufordern. Dem Neugeborenen gab sie den zweiten Vornamen ihres toten Bruders, der ihn also fortan als ersten tragen sollte ...

Wer wird eine Schwangere verurteilen wollen, die auf der Seite des Lebens stehen will, ohne die Toten zu vergessen? Was ist denn logischer, als innerhalb einer Familie Geburt und Tod miteinander zu verknüpfen?

Die Mutter jedoch erkannte, daß sie den Tod des Bruders nicht verwunden hatte, sie hatte, wie wir sagen, ihre »Trauerarbeit« nicht vollendet. Was blieb mir anderes übrig, als ihr weiterhin zuzuhören? »Mein Sohn hat etwas vom Tod in sich«, sagte sie, »er gehört nicht richtig zu uns Lebenden. Mit seiner Geburt wollte ich den Tod besiegen. Und der Tod hat meine Herausforderung angenommen. Doch er hat diesen Kampf gewonnen, denn ich habe mein Kind verloren.«

Eine andere Mutter fühlte sich weniger schuldig. Die Psychotherapie bei mir brachte zwar keinerlei Änderung ihrer Gefühle, erlaubte ihr aber, diese offen anzunehmen: Nach Beendigung der Behandlung in der Tagesklinik vertraute sie ihren Sohn einem Internat an.

Heben Sie schon einmal versucht, bei jemandem Schuldgefühle zu wecken? Gratuliere, wenn Ihnen das gelungen ist. Wenn jemand sich nicht schuldig fühlt, ist es nämlich unmöglich. Als Psychiater haben wir unter anderem mit Eltern zu tun, die ihre Kinder nicht nur mißhandeln, sondern, was gelegentlich schlimmer ist, sie verwahrlosen lassen und sie vergessen. Denen würden wir wünschen, daß sie sich wenigstens ein bißchen schuldig fühlten. Letztlich besteht unsere einzige Möglichkeit darin, Anzeige zu erstatten, wenn für die Kinder Gefahr besteht, damit wir nicht noch mitschuldig werden. Diese Schwierigkeit, Schuldgefühle zu entwickeln, betrifft nicht allein pathologische Eltern. Sehen wir uns doch nur einmal an, wie schwer es den Regierungen fällt, Schuldgefühle hinsichtlich des Rauchens, Alkohols oder Zuschnellfahrens zu wecken ... oder weil man immer noch nicht alle Steuern bezahlt, die der Staat von uns verlangt.

Eines muß jedoch ganz klar gesagt werden: Die Schuldvorwürfe zu akzeptieren, bedeutet noch lange nicht, Schuld anzuerkennen, sondern lediglich, daß die von den Eltern empfundene Schuld viel zu schnell bestätigt wird.

Dabei genügt es nicht, die Schuldgefühle auszudrücken. Man muß in der Psychotherapie noch viel weiter gehen und die Rolle untersuchen, die sie als eine Art Schutzmechanismus gegenüber einem Schicksal spielen, dem man unerträglich machtlos gegenübersteht.

Und wenn man die Schuld ein wenig auf die Kinder abwälzen könnte?

Ein Hirngespinst, denn um Zugang zu den Schuldgefühlen zu bekommen, bedarf es sehr weit entwickelter und ausgebildeter psychischer Fähigkeiten. Obwohl es inmitten eines Trommelfeuers aus Beschuldigungen steht, ist das Kind doch immer noch in bemerkenswerter Weise geschützt. Dennoch vermute ich, daß autistische Kinder äußerst begabt sind, Schuldgefühle bei denen zu wecken, die sich ständig um sie kümmern. In der Tagesklinik sind wir uns dessen so sicher, daß wir dafür extra einen Psychiater-Kollegen eingestellt haben. Der soll uns als Gruppe von jenen Schuldgefühlen und seelischen Störungen »heilen«, die von den Kindern ausgelöst wurden. Dieselbe Sorge habe ich bei unseren psychologischen Praktikanten, die gelegentlich Schwierigkeiten haben, unsere Klinik nach einem Jahr zu verlassen, weil sie stark in die Probleme eines – meist autistischen – Kindes verwickelt sind. Von ihrer Frische und Sensibilität ist das Kind oft sehr angetan, so daß es sich zum Beispiel nur an diese wendet, nur mit ihnen redet. Es akzeptiert auch unumwunden das ihnen entgegengebrachte Interesse, was uns wiederum freut, denn bei unerwarteten Begegnungen geschehen manchmal wahre Wunder. Aber es geht noch weiter: Der Praktikant hat oft den Eindruck, das Kind auf schäbige Weise im

Stich zu lassen, wenn er es verläßt. Bliebe er, würde es dann nicht vielleicht vom Autismus geheilt?

Ich bilde mir ein, ähnliche Gefühle bei Tony Lainé und Daniel Karlin am Ende einer ihrer Fernsehsendungen wahrgenommen zu haben. Dieses erfahrene TV-Team, das sowohl bei Bettelheim gefilmt hat als auch in bemerkenswerter Weise zur Verbreitung der Kenntnis des kindlichen Autismus in Frankreich beitrug, hat eine Serie von drei Sendungen gemacht, die sich alle mit Frédéric, einem autistischen Kind, beschäftigten.

Der dritte Teil dieser Filmserie behandelt die Reaktionen des autistischen Kindes angesichts eines Videogeräts. Diese von unzähligen Zuschauern verfolgte Sendung ist das beste Beispiel dafür, was einem mit autistischen Kindern alles passieren kann: Nichts läuft so wie vorgesehen.

Anstatt sich für den Regisseur oder die Kamera zu interessieren, wandte das Kind seine ganze Aufmerksamkeit dem Toningenieur zu. Es schnappte sich dessen Mikrofon und streifte die Windschutzhülle ab. Dann zog es am Kabel wie an einer Angel und beförderte den Toningenieur, der sich übrigens als sympathischer Bartträger entpuppte, unerwarteterweise vor die Kamera. So etwas passiert gewiß sonst niemals in einer Fernsehsendung. Aus heiterem Himmel hat das Kind einen Weg gefunden, das Drehteam durcheinanderzuwirbeln, wo es doch die Regel ist, daß Techniker im Fernsehen nie in Erscheinung treten, geschweige denn zum Star werden. Ursprünglich sollte zwischen dem Kind und dem Regisseur ein Kontakt hergestellt werden, doch das Kind hatte nur Augen für denjenigen, der per definitionem am stillsten ist und zugleich aufmerksam und distanziert das Geschehen verfolgt. So ist es häufig mit autistischen Kindern: Niemals geschieht, was man erwartet. Obwohl es zunächst hektisch schien, hat das

Team mit Anstand die von dem Kind spontan geschaffene neue Situation bewältigt. Während des Schnitts waren auf der Tonspur inmitten des Gelalles des Kindes ein paar Worte zu verstehen. Die ersten Beispiele sind überzeugend, dann verwandeln sich die Regisseure in ... Eltern, die versuchen, irgendeinen Sinn aus dem Geplapper ihres Kindes herauszufiltern, wo der normale Beobachter keinen Sinn entdecken kann. Frédéric hat ihnen also zu einer ein bißchen verrückten und zeitlich begrenzten Art von Elternschaft verholfen. Das beweist auch der abschließende Kommentar der Filmemacher, die ihr Bedauern zum Ausdruck bringen, das Experiment abgebrochen zu haben, während Frédéric anscheinend im Begriff war, mit ihnen zu kommunizieren. In jedem Fall ist es Frédéric sehr gut gelungen, bei ihnen Schuldgefühle zu wecken.

Ich bin mir sicher, daß die Mehrheit der autistischen Kinder ebenso wie Frédéric weiß, wie man bei den Menschen, die sich um sie kümmern, einen Besorgtheitsgrad hervorrufen kann, der dem einer Mutter gegenüber ihrem Säugling entspricht: dem Gefühl, daß alles von ihr abhängt, daß sie für ihn lebensnotwendig ist, was schließlich ja stimmt. Auch Fabien wußte bei seinen Eltern Angst um sein Leben hervorzurufen. Was einem Kleinkind gegenüber normal ist, erscheint bei einem größeren Kind verrückt. Aus diesem Grund, aber auch wegen der subtilen unterschwelligen Verflechtungen erscheinen die betroffenen Personen – ob nun Eltern oder Fachleute – in ihrer Beziehung zu dem Kind aus der Sicht eines außenstehenden Beobachters oft reichlich seltsam.

Die Rolle des Kindes in der Beziehung

Wenn man den Eltern gegenüber die Verantwortung aufzeigt, die auch das Kind in den wechselseitigen Beziehungen hat, hat das eine zumeist das Schuldgefühl entlastende Funktion. Seit den Arbeiten des amerikanischen Kinderarztes Terry Brazelton über die den Säuglingen angeborenen »Kompetenzen« kennt man den Zeitpunkt, ab dem sie Nehmende in ihren ersten Beziehungen sind. Beim Scheitern der Beziehung zwischen Kind und Eltern muß man nicht notwendigerweise nur die Eltern verantwortlich machen: Das Scheitern könnte auch mit einem Versagen des Kindes bei dem Versuch, die Welt zu entdecken, zusammenhängen. Vielleicht ist es einfach nicht in der Lage gewesen, seine Eltern als diese zu erkennen – auch wenn sie immerzu da waren und zur Verfügung standen. Eine These, die das Biologische und Genetische beim Kind berücksichtigt, ohne dieses zu einer lebenden Maschine zu reduzieren. Wir werden noch sehen, daß die Verfechter der sogenannten organischen Ursache des Autismus diese Feinheiten nicht kennen.

Gestörte Eltern

Da Geisteskranke in unseren Gesellschaften glücklicherweise nicht sterilisiert werden, kommt es vor, daß ein Kind geisteskranke Eltern hat. Kinder- und Erwachsenenpsychiater versuchen, der Behinderung, die bei manchen Kindern ausbrechen kann, vorzubeugen, ohne die Beziehungen der Generationen untereinander zu zerstören. Die Entscheidungen über Unterbringung des Kindes im Pflegeheim oder Verbleib bei der Mutter werden ausführlich diskutiert, weil sie in jedem Fall von weitreichender Bedeutung sind. Es kommt jedoch immer wieder vor, daß ein bei den Eltern lebendes Kind enorme Schwierigkeiten in seiner Entwicklung hat. Man muß aber wissen, daß solch ein Kind ganz selten zum Autisten wird. Es kann möglicherweise auch psychotisch werden, kann schwere Behinderungen bei der Findung seiner Identität oder in den Beziehungen zu anderen haben, aber nicht unbedingt auf typisch autistische Weise.

Doch die Dinge sind wie immer schwieriger: Unfähige oder schwerbehinderte Eltern gibt es. Ihre Kinder leiden erheblich unter dieser Behinderung, was den Psychoanalytikern recht gibt, die nachdrücklich darauf hinweisen, daß die Verantwortung bei der Ausbildung der Psyche der Kinder bei den Eltern liege. Aber auch in diesem Fall werden die Kinder selten zu Autisten. Was wiederum denen recht gibt, die die Schuld der Eltern in Frage stellen.

Auf gewisse Weise haben demnach beide Parteien recht – und unrecht.

Bin ich also der einzige, der Lösungen hat? Mitnichten. Wenn ich meine ersten Eindrücke Revue passieren lassen, *weiß ich nicht mehr, wo ich den Ursprung beim frühkindlichen Autismus ansiedeln soll.* Wenigstens erlaubt mir diese Einsicht, simple Lösungen zurückzuweisen. Vor allem die beschränkteste, die Theorie von den organischen Ursachen.

Die simplizistische Theorie von den »organischen Ursachen« des Autismus

Ihre unzulänglichen Merkmale sind schnell beschrieben: Danach ist die Ursache des Autismus ein organischer, neurologischer Gehirnschaden, der wiederum genetisch bedingt ist, also eine partielle Erbkrankheit wie Diabetes zum Beispiel.

Falls sich diese Theorie tatsächlich wissenschaftlich bestätigen ließe, wäre das eine gute Nachricht für die Ärzte, da die Wissenschaft ja ständig Fortschritte macht. Ebenso für die sich mit Schuldgefühlen quälenden Eltern sowie ihre Erziehungsanstrengungen, da sie unter diesem Gesichtspunkt nicht ganz vergeblich gewesen wären. Bleiben jene Eltern, denen die Zukunft ihrer Kinder am Herzen liegt; Eltern, die ihren Kindern die Chromosomen vererbt haben; Eltern, die sich – auch unter schwierigsten Umständen – ein Kind wünschen und sich anschließend schuldig fühlen, weil sie leichtsinnig Schicksal gespielt haben. Niemand ist so naiv zu glauben, daß sich diese Eltern tatsächlich erleichtert fühlen, wenn sie erfahren, daß ihr Kind an einer genetischen Anomalie leidet.

Auch mit solchen Kindern hatte ich zu tun. Ihre Eltern schienen mir nicht weniger vom Schicksal geprüft als die Eltern von Autisten, die sich auf dieselbe Weise verantwortlich fühlten.

Ich erinnere mich an die Mutter einer mongoloiden Tochter. Die Familie, die bereits zwei Kinder hatte, lebte vor ihrer Geburt zusammen mit der Großmutter in einer kleinen Wohnung, was es ziemlich schwierig machte, ein weiteres Kind, das sich die Mutter so sehr wünschte, zu bekommen. Eine Tages starb die Mutter der jungen Frau. Vierzehn Tage später erfuhr sie, daß sie seit einem Monat schwanger war … mit jenem Kind, das dann als anomal geboren werden sollte. Vom Verstand her begriff diese energische und gebildete junge Frau – die im übrigen auch ihr Kind sofort akzeptierte –, daß diese beiden Tatsachen in keinerlei Beziehung zueinander standen. Aber wie bei der Mutter des autistischen Kindes, von der wir oben gesprochen haben, erschien auch dieser jungen Frau angesichts des Zufalls von Geburt und Tod die Behinderung wie eine

Strafe für die Aggressivität, die sie ihrer eigenen Mutter entgegengebracht hatte – weil diese sie, allein durch ihre Gegenwart, daran gehindert hatte, erneut Mutter zu werden. Solche unbewußten Schuldgefühle können gefährliche Folgen haben, denn seitdem ist die junge Mutter auf lebensgefährliche Weise überspannt. Ich hoffe, daß sie sich auf meinen Rat hin psychologisch helfen läßt.

Eine falsche Wissenschaft

Der Hauptvorwurf gegen die Verfechter der organischen Theorie ist der, daß sie wissenschaftliche Erkenntnisse einzig für sich allein beanspruchen, gleichzeitig aber deren ethische Grundsätze mißachten.

Seit dem französischen Arzt Claude Bernard (1813–1878), der als einer der ersten die Krankheiten zu Organschädigungen in Bezug gesetzt hatte, hat die Medizin enorme Fortschritte gemacht. Aber auch wenn einerseits die wissenschaftliche Ethik darin besteht, daß man das Experiment nicht verfälscht, nur um seine Theorie bestätigt zu sehen, hat die Wissenschaft sich andererseits seit dem 19. Jahrhundert enorm weiterentwickelt.

Meine Vorwürfe beziehen sich also auf zwei Punkte: einmal auf den Mangel an wahrer wissenschaftlicher Strenge und zum zweiten darauf, daß das zugrunde liegende Wissenschaftsmodell veraltet und unzureichend ist, da es sich an der organischen Medizin orientiert.

Verfälschender Bezug auf die Epidemiologie

Um auch von jenen, die unserer Disziplin mißtrauisch gegenüberstehen, ernst genommen zu werden, hat die Psychiatrie Statistiken entwickelt, die objektive Auskünfte über das Vorkommen pathologischer Abweichungen von der Norm erlauben. Deren Kenntnis ist wichtig, denn so wissen wir, daß auf zehntausend Geburten etwa vier autistische Kinder kommen. Sie erlaubt uns ebenfalls festzustellen, daß der Autismus – im Widerspruch zu Kanners Meinung – weder in bestimmten sozialen Schichten noch vorwiegend bei gewissenhaften, intellektuellen oder strengen Eltern vorkommt. Im übrigen scheint es auch keine Unterschiede zwischen verschiedenen Ländern zu geben.

Die Probleme beginnen da, wo man versucht, aus den Statistiken mehr herauszulesen, als sie beinhalten. Um die Ergebnisse einer Untersuchung zu erklären, sucht man nach Kriterien, damit die Auswahl der untersuchten Population nicht zufällig ist. Man muß also die Korrelationen interpretieren, das heißt, in welcher Beziehung die verschiedenen untersuchten Gesichtspunkte zueinander stehen. Eine Korrelation ist nur von Bedeutung, wenn sie einer ausreichenden Anzahl von Individuen der Untersuchungsgruppe zugrunde liegt. Wer würde schon einer politischen Umfrage trauen, die bei nur vier Personen vorgenommen wurde? Als ich noch in der Forschung tätig war, haben wir viel Zeit mit der Erstellung von Tests verbracht, die Aufschluß darüber geben sollten, ob auftauchende Ähnlichkeiten der Ergebnisse signifikant waren oder nicht. Dabei haben wir ermittelt, wie selten kindlicher Autismus vorkommt. Wenn man nun die Zahl der untersuchten Kinder dadurch künstlich erhöht, daß man in die Gruppe einfach Kinder mit verschiedenen anderen Behinderungen aufnimmt, verstößt man in gravierender Weise gegen das Gebot wissenschaftlicher Strenge. Man mischt so autistische Kinder mit solchen, deren Behinderungen sich auf bekannte organische Ursachen zurückführen lassen. Dieses Vorgehen wäre dann legitim, wenn man beispielsweise schwer zurückgebliebene Kinder, unabhängig von den jeweiligen Ursachen der Behinderung, untersuchen wollte. So würde man Hinweise auf organische Zusammenhänge finden. Bei der neuen amerikanischen Klassifikation der Geisteskrankheiten wurden rein deskriptive Kriterien der »Allgemeinen – oder, genauer: umfassenden – Störungen« der Entwicklung erfaßt. Ihren Nutzen darf man bezweifeln, doch man kann sie akzeptieren, wenn man sich bei ihrer Anwendung darüber im klaren ist, daß die Testgruppe sehr groß ist. Die Verfechter dieser Klassifikation schreiben, daß sie den Vorteil hat, ohne theoretische Voraussetzungen auszukommen. Das ist falsch, denn sie enthält ihre eigenen, die nur nicht mehr wahrgenommen werden, da sie als evident erscheinen. Wenn ein Autor wie Ritvo diese Kriterien anwendet, will er damit seine Theorie von den organischen Ursachen belegen. Tatsächlich beweist er nichts, da durch die Auswahl der Testgruppe das Ergebnis bereits in der Anlage seiner Untersuchung enthalten ist. Wenn ich als Politiker ernstlich glaube, daß allein jene Franzosen, die intelligent sind, zu meinen Anhängern zählen, kann ich zu Recht behaupten, daß 100 Prozent der intelligenten Franzosen mich wählen. Das einzige, was eine solche »Umfrage« jedoch zutage fördern würde, ist mein Mangel an Bescheidenheit.

Der »Beweis« einer genetischen Übertragung

Hier stelle ich Ihnen ein wunderbares Beispiel dafür vor, wie man es nicht machen darf.

Ein direkter Beweis für eine genetische Übertragung kann nur erbracht werden, wenn die Genetiker eine Chromosomenanomalie feststellen, die durch die Eltern übertragen wurde. Das ist etwa der Fall bei einem schwachen X-Chromosom, das allerdings nur durch spezielle biologische Untersuchungsmethoden erkannt werden kann. Seine Entdeckung bei Kindern mit autistischen Störungen und geistiger Zurückgebliebenheit hat eine Zeitlang dazu geführt, daß man glaubte, eine Erklärung für den Autismus gefunden zu haben. Das stimmt aber nicht, denn nur wenige Kinder sind betroffen.

Dennoch muß man die Komplexität des Lebewesens einbeziehen. Ich selbst habe bei drei Kindern ein und derselben Familie diese Besonderheit angetroffen, die sich zudem in ganz verschiedenen Behinderungen geäußert hat. Erst nachdem man sie bei dem jüngsten festgestellt hatte, der als einziger in einer Tagesklinik behandelt wurde, wurde diese Besonderheit auch bei den beiden älteren diagnostiziert. Seit kurzem weiß man, welches die zugrunde liegende Anomalie ist und warum deren klinische Folgen so verschieden sind. Alles hängt von einer sogenannten zweitrangigen Mutation ab, die mit der ersten auf demselben DNS-Segment[12] kumuliert. Diese Entdeckungen erlauben künftig eine pränatale Diagnose mit der Vorhersage über die Schwere der Krankheit. Dies ist lediglich bei Jungen möglich, denn Mädchen sind durch ihre beiden X-Chromosomen besser geschützt. Dafür sind sie jedoch die genetischen Überträger der Chromosomenanomalie. Für Familien mit einem X-schwachen Kind kann die vorgeburtliche Untersuchung Hoffnung auf die Geburt eines normalen Kindes bedeuten.

Doch dies alles ist kein Beweis für eine erbliche Bedingtheit des kindlichen Autismus. Denn mit seinen einhergehenden Formanomalien (Veränderungen etwa des Gesichts, der Ohren und der Hoden) erscheint das »X-schwach«-Syndrom lediglich als einer der Gründe für Schwachsinn, den man unbedingt vom Autismus trennen muß, auch wenn Verhaltensstörungen vorliegen.

Im übrigen gibt es auch Übereinstimmungen. In einer anderen Familie hat sich in der Familie von einem der Elternteile eine seltene Chromosomenanomalie nachweisen lassen, ohne daß deren Träger die geringste Behinderung haben. In diesem Fall stellt sich die Frage, ob es sich um eine genetische Anomalie handelt, die gewöhnlich durch die Chromosomen des anderen Elternteils aufgehoben wird, oder ob es sich schlicht und einfach um einen Zufall handelt.

Vergegenwärtigen wir uns einmal das »Verbrecher-Chromosom«. Unter Kriminellen hatte man ein Y-Chromosom mehr als üblich entdeckt und dieses als Ursache ihrer außergewöhnlichen Aggressivität ausgemacht, einer Aggressivität also, die man in Verbindung mit der Rolle dieses Chromosoms bei der Ausbildung des männlichen Geschlechts brachte, das ja in dem Ruf steht, aggressiver zu sein. Von dieser Verbindung war jedoch nur bis zu dem Tag die Rede, an dem man feststellte, daß auch bei ganz normalen Menschen dieses doppelte Chromosom vorkommen kann.

Die Entdeckung einer Anomalie bedeutet also nicht notwendigerweise auch die Entdeckung »der« Ursache einer Behinderung.

Entfernen wir uns noch etwas weiter von dem seriösen Feld der medizinischen Genetik – deren Fortschritte uns erfreuen –, um uns mit kritischer Verve jenen zuzuwenden, die nicht nur falsche Schlußfolgerungen ziehen, sondern sich zudem noch mit gefälschter Forschung zufrieden geben. Mittels der Epidemiologie (der Wissenschaft von der Häufigkeit der Krankheiten) behaupten sie, eine genetische Übertragung vorhersagen können, so wie einst Mendel sein genetisches Gesetz aufstellte, indem er Erbsen zog und kreuzte und so die Häufigkeit von Abweichungen unter den Abkömmlingen feststellte. Er verfügte über so viele Erbsen, wie er benötigte, und konnte so seine Beobachtungen wiederholen und verifizieren. Doch bei Menschen geht so etwas nicht, vor allem, wenn sie unter seltenen Krankheiten leiden.

Die Autoren gehen von der Feststellung aus, daß es in bestimmten Familien eine größere Häufigkeit gestörter Kinder gebe. Diese Feststellung sagt jedoch nichts über die Bedeutung der hier sichtbar werdenden Verbindung aus. Es kann sich dabei genausogut um eine kulturelle, psychologische oder soziale Übertragung handeln. Zwei amüsante Beispiele mögen uns das verdeutlichen. Wie bestimmte physische Kennzeichen – Augenfarbe oder Haartönung etwa –, vererbt sich auch die Religion von Generation zu Generation. Dennoch wäre es absurd, von diesem Befund auf eine erbliche Übertragung zu schließen.[13]

Während eines wissenschaftlichen Kolloquiums habe ich ein noch komischeres Beispiel aufgeschnappt, als man auf die signifikante Beziehung zwischen dem Vorkommen von Storchennestern und der Häufigkeit von Geburten in gewissen elsässischen Gegenden hinwies. Auch auf die Gefahr hin, als unromantisch zu gelten, möchte ich behaupten, daß Babys nicht von Störchen gebracht werden.

Woher dann diese statistischen Zusammenhänge? Es handelt sich eben nicht um direkte Beziehungen zwischen diesen beiden Tatsachen, da jede von ihnen mit einer dritten korreliert: nämlich mit dem Vorkommen entweder in der Stadtmitte oder an der Peripherie. Verständlich, daß junge Paare und Familien billige Wohnungen und die Nähe zur Natur in den Vororten bevorzugen – ganz wie die Störche, die dort auch mehr Platz und frischere Luft vorfinden. Bei unserer Deutung haben wir nicht nur eine direkte und einseitige Verbindung in Betracht gezogen, sondern darüber hinaus komplexe Verbindungen zu einem dritten Element einbezogen, die man auf einen ersten Blick übersehen kann.

Die Zwillings-Methode

Sie ermöglicht uns eine biologische Sicht, indem sie bestätigt, daß Personen mit denselben genetischen Merkmalen (eineiige Zwillinge) dieselbe Krankheit haben. In unserem Metier muß man vorsichtig damit umgehen, denn per definitionem haben Zwillinge dieselben Eltern, und zwar – im Unterschied zu gewöhnlichen Brüdern und Schwestern – auch zur selben Zeit ihres Lebens. Zudem erleichtert die Zwillingsexistenz nicht gerade die Ausprägung des Bewußtseins, eine einzigartige Persönlichkeit zu sein, sondern interferiert bei der Bildung der Person. Also muß man noch weiter gehen und nach Zwillingen suchen, die von Geburt an getrennt sind. Da es nicht viele Autisten gibt, gibt es noch weniger autistische Zwillinge und glücklicherweise auch wenige Gründe, sie gleich nach ihrer Geburt zu trennen. Über die wenigen bekannten Fälle existiert auch keine seriöse Statistik. Auch wenn wir genügend Fälle zur Verfügung hätten, müßten wir berücksichtigen, daß Zwillinge neun Monate zusammen im Bauch der Mutter verbracht haben. Sie könnten dort dieselben Infektionen oder Vergiftungen bekommen haben oder von physischen oder psychischen Einflüssen seitens der Mutter beeinträchtigt worden sein, über deren Auswirkungen wir noch gar nichts wissen.

Die Faszination für die Anatomie

Hier handelt es sich um eine andere Vereinfachung. Schlüge man uns eine These von den organischen Ursprüngen vor, die gleichzeitig das hohe Niveau berücksichtigt, dessen es bedarf, um das Funktionieren des Gehirns und des Gedächtnisses bei der Bildung der Persönlichkeit zu gewährleisten, wären wir begeistert. Doch das wäre, als ob man den Elektriker zur Instandsetzung des Rechners unseres Computers riefe. Den elektrischen Fehler kann man finden, wenn man dem Kabel folgt. Doch in der Informatik weiß niemand exakt den Zustand zu beschreiben, wenn der Rechner mittels seines Gedächtnisses eine Rechenoperation ausführt. Millionenfach komplizierter noch ist unser Gehirn mit unserem restlichen Körper verbunden.

Dennoch hoffen manche, den Autismus im Gehirn lokalisieren zu können. Seit Beginn des Jahrhunderts hat die Gehirnneurologie große Fortschritte bei der Lokalisierung gewisser Krankheiten gemacht. Im Buch des Doktor Ritvo zeugt eine Karte von solch theoretischen Zuordnungen. Hirnlappenschäden, Schäden am äußeren Gehirn, haben je nach Ort im Gehirn Blindheit, Taubheit, Lähmung, Schmerzunempfindlichkeit oder die Unfähigkeit zu sprechen oder Sprache zu verstehen zur Folge. Es handelt sich dabei gewissermaßen um die Bewegung von Neutronen in den Nervenzellen, die den Informationsaustausch mit den

Sinnesorganen und Muskeln ermöglichen. Man sieht hier, wie das Vorurteil, ein Kommunikations»organ« sei beschädigt, zu der die Forschung beeinflussenden Voraussetzung wird. In einem neulich in einer englischen Zeitschrift veröffentlichten Artikel wurde eine Art Atrophie – eine Verminderung des Volumens – eines Teils des Kleinhirns bei autistischen Kindern festgestellt. Doch die durchgeführten Scanner- und Ultraschalluntersuchungen bei den Kindern, die ich kenne, haben nichts dergleichen ergeben.

Ein letztes Beispiel für den totalen Mangel an wissenschaftlicher Gewissenhaftigkeit ist das amerikanische Prinzip vom »minderrangigen Hirnschaden«. Es gibt sich zwar einen wissenschaftlichen Anschein, doch ohne jeden Beweis wird die Überzeugung einer organischen Erkrankung ausgedrückt. Letztendlich wird hier von »organischen Schäden« gesprochen, »die zu gering sind, um erkannt werden zu können, aber dennoch sicherlich vorhanden sind«. Das nenne ich keine wissenschaftliche Haltung.

Die Suche nach dem nichtfunktionierenden Gehirn

Entsprechend dem technologischen Fortschritt beschäftigen sich viele Arbeiten mit der Untersuchung der Gehirnfunktionen bei autistischen Kindern. Das reicht von der klassischen Messung der elektrischen Gehirnströme mittels Elektroenzephalogramm (EEG) bis hin zum Studium biochemischer Wechselwirkungen der Zellen mittels radioaktiver Markierungen. All diese Messungen lassen in der Regel Anomalien erkennen. Bei der Interpretation der Daten stellt sich erneut und mit aller Deutlichkeit das Problem wissenschaftlicher Zuverlässigkeit: Handelt es sich um eine Ursache oder um eine Wirkung? Der Beobachter ist etwa in der gleichen Situation wie jener, der ein von einem

Satelliten aufgenommenes Bild vom Großraum Paris betrachtet, ohne dabei das Datum der Aufnahme zu kennen: Die Straßen bieten sich ihm vollkommen leer dar, auf der Ringautobahn verkehren nur wenige Fahrzeuge, in den Fabriken scheint niemand zu arbeiten. Unser Betrachter nun kennt die Ursachen der Lähmung dieser Stadt nicht, ob sie nun in Benzinknappheit, einem Streik oder der Tatsache liegen, daß man den 1. Mai oder den 15. August, Maria Himmelfahrt, feiert. Aus dem verminderten Verkehr allein, der sichtbare Folge verschiedener Ereignisse sein kann, läßt sich nicht dessen Grund erkennen. Angesichts der Aufzeichnung eines nicht normal funktionierenden Gehirns wissen wir nicht, ob es sich um das Merkmal einer psychischen Anomalie handelt oder um das Kennzeichen einer Funktionsstörung, die die psychische Störung erklärt. Wir wissen, daß unser EEG auch durch unsere psychischen Aktivitäten beeinflußt wird, etwa durch Träume, tiefen Schlaf, Wachsein oder Konzentration. Der einzige Beweis, den es erbringt, ist die Tatsache, daß unsere Psyche in unserem Gehirn, in unserem Körper lebt.

Die Medikamente

Die Verfechter der These vom organischen Ursprung des Autismus unternehmen viele therapeutische Versuche mit Medikamenten. Dabei hoffen sie, ein die Krankheit aufhebendes oder wenigstens linderndes Molekül für die von ihnen als einfache Stoffwechselkrankheit definierte Behinderung zu finden, selbst wenn letztere unbekannt bleibt. Ihre Überlegungen bleiben sehr schematisch, aber vielleicht vermag wenigstens die Suche nach einer Therapie den Kindern zu helfen.

Die bis heute entwickelten Medikamente sind nicht sehr

überzeugend, da sie den Molekülen neuroleptischer Mittel – schwere Beruhigungsmittel, die geisteskranken Erwachsenen verabreicht werden – ähneln. Gewisse positive Behandlungsergebnisse erhält man nur bei Symptomen wie Angst, Zittern, Unruhe, Rastlosigkeit und stereotypem Verhalten, sie können jedoch keine neuen Fertigkeiten stimulieren. Es erinnert einen ein wenig an jene Arzneimittel, die den Appetit anregen. Auch deren Befürworter sind ernsthafte Wissenschaftler. Und auch in der Psychiatrie zeigen alle neuen Behandlungsmethoden immer irgendwelche Ergebnisse. In der Tat geht es den Patienten immer besser, wenn man sich für sie interessiert, wenn man vor allem nicht die Hoffnung aufgibt, daß sie eines Tages genesen.

Allgemeine Vereinfachung und Naivität

Man könnte annehmen, daß die Polemik mich übertrieben streng sein läßt oder daß ich übertreibe. Leider nicht. Wie die Anhänger der Psychogenese (die die Ursache einzig in der Psyche angelegt sehen), so werden auch die Verfechter der organischen Ursachen von besten, doch naiven Absichten und Vorurteilen geleitet. Es ist erstaunlich, daß man immer wieder daran erinnern muß, daß ein Kind Psyche *und* Körper besitzt und daß unsere herausragendsten Fähigkeiten wie Denken, Sprechen, Lieben sowie unser Identitätsbewußtsein in unseren Genen angelegt sind (ohne die man auch Schimpansen nicht das Lesen lehren kann, wie man es immer wieder hingebungsvoll versucht hat). Genauso sind die Fähigkeiten zu affektiven und kulturellen Beziehungen genetisch angelegt, die nicht nur für die Entwicklung in der Kindheit, sondern für ein ganzes Leben wichtig sind. Das beweist der sogenannte »Hospitalismus«, an dem so viele Kinder während des Zweiten Weltkriegs zugrunde gegangen sind. Es handelte sich dabei um Waisen, die zwar nach den Gesetzen der Hygiene, doch ganz ohne Kontakte und Zärtlichkeit in Heimen versorgt wurden: Sie wurden stetig schwächer, bis sie an Entkräftung starben. Gleiches ergab auch das schreckliche Experiment des Staufferkönigs Friedrich II. (1194–1250), der die ursprüngliche Sprache des Menschen entdecken wollte. Friedrich II. ließ Neugeborene von anderen Menschen isolieren. Sie wurden zwar ordentlich ernährt, doch niemand durfte zu ihnen sprechen. Weil sie niemals berührt, gestreichelt oder zärtlich angesprochen wurden, starben sie. Ihr Tod war das einzige Ergebnis dieses Experiments.

Doch lassen wir diese mörderische Untersuchung eines Wissensdurstigen auf sich beruhen, die schließlich nur unsere eigenen Fragen über die Natur des Menschen widerspiegelt. Wir sind bereits mit einer faszinierenden Arbeit beschäftigt, nämlich der, das unbekannte »Wie« bei Aufbau und Funktion der Psyche zu ergründen. Auf genetischem Gebiet erwarte ich noch mehr vom weltweiten Projekt »Human-Genom«, bei dem ehrgeizig versucht wird, das gesamte genetische Erbe des Menschen zu analysieren, indem man nach und nach die DNS-Sequenzen, das Alphabet der Chromosomen, entschlüsselt. Diese umfassende Aufgabe – etwas messen, das wir nicht kennen – wird wohl noch mindestens zehn Jahre dauern, doch das ist der Preis für gewissenhafte Arbeit. Man muß das Neue suchen, ohne dabei das Alte oder überkommene Lösungen anzuwenden. In der Wissenschaft offenbart sich das Unbekannte nicht durch bereits bekannte, sondern nur durch neue, noch komplexere Theorien. Warum sollte das nicht auch für die Erforschung der Funktion des menschlichen Gehirns gelten?

Auch eine schlechte Theorie kann praktische und nützliche Elemente enthalten. Untersuchen wir einmal Schoplers detaillierte Vorschläge daraufhin, was wir davon übernehmen können oder was uns auf neue Wege führen könnte. Auf diese Weise können wir auch unseren Widerspruch präzise zum Ausdruck bringen.

Nach Schopler sind autistische Kinder Opfer einer angeborenen Behinderung der Kommunikation, und zwar in neurologischer Hinsicht, die für organisch bedingt gehalten wird. Schopler wählt eine pragmatische, typisch amerikanische Methode: Was sie nicht spontan erlernen, das sollen die Kinder sozusagen stückchenweise lernen, zunächst eine Beziehung aufnehmen, dann Erwachsene nachahmen, dann die Sprache verstehen, deren Sinn verallgemeinern, sie später dazu benutzen, eigene Bedürfnisse auszudrücken, und schließlich die Sitten der Gesellschaft akzeptieren.

Sämtliche Autoren beharren auf der Überzeugung, daß es zwischen autistischen und anderen schwerbehinderten Kindern Gemeinsamkeiten gebe.

Als erster Schritt zu jener speziellen Erziehung wird die kindliche Begabung mit Hilfe diverser Tests gemessen, die allerdings auf ziemlich niedrigem Niveau angesiedelt sind. Sie führen zu einem »Psycho-Erziehungsprofil«, das nicht nur ihre Leistungen berücksichtigt, sondern interessanterweise auch »Verschüttetes«, also verborgene Fähigkeiten und Talente, deren Anlagen man beim Kind vermutet. Das auf jedes einzelne Kind zugeschnittene Erziehungsprogramm hat zum Ziel, diese verschütteten Talente zu entwickeln und die für die Entwicklung schädlichen Einflüsse von Familie oder Umgebung aufzuheben.

Die Beobachtung des Kindes geschieht auf minutiöse Weise und wird vielfältig protokolliert, seine Begegnungen mit der Familie werden durch eine verspiegelte Scheibe verfolgt. In einem zweiten Schritt wird die Familie hinter dem verspiegelten Glas die Lehrkräfte bei ihrer Arbeit genau beobachten, um später daheim genauso verfahren zu können. Etliche dieser Sitzungen werden zusammen mit den Eltern organisiert, die auch, als beste Kenner ihrer Kinder, den professionellen Erziehern gleichgestellt sind. Wenn dann später das Kind in eine normale Klasse integriert wird, so mit ihm auch seine Lehrer.

Neben den wissenschaftlichen Verfechtern dieser Methode waren es vor allem die ihr anhängenden Elternverbände, die im US-Staat North Carolina die Gesetzgebung veranlaßt haben, namens des Lernrechts für Behinderte in den Schulen obligatorisch Klassen für Behinderte einzurichten.

Bei der Lektüre des Buches von Schopler und seinen Mitarbeitern merkt man sogleich, daß sie mit Autisten gearbeitet haben und dabei denselben Problemen wie wir begegnet sind. Mit großem Ernst warnt der Autor die Eltern davor, die Fähigkeiten ihrer Kinder zu überschätzen. Und wie wir stellt auch Schopler fest, daß im Gegensatz zu den Behauptungen von Kanner Genialität unter den Autisten rar gesät ist, woraus sich für die Eltern schmerzliche Enttäuschungen ergeben. »Wenn ein Kind sehr zurückgeblieben ist, ist es auch wenig wahrscheinlich, daß es sich eine funktionierende Sprache aneignet. Außerdem muß es aber eine gewisse Anzahl von Verhaltensweisen für seine Eigenständigkeit und sein soziales Leben erwerben, und die kann man leicht vernachlässigen, wenn man sich einseitig auf sprachliche Ziele konzentriert.« Das

Erziehungsprogramm hat also ein bescheidenes Ziel, das die Eltern verfolgen sollen.

Verhaltenstechniken, die darin bestehen, Symptome zu reduzieren und das Verhalten durch Belohnung und Bestrafung zu formen, werden von Schopler heftig kritisiert und als ungeeignet verworfen. Dennoch wird der europäische Leser einige Ähnlichkeiten mit unserem Systemen feststellen können. Der Autor erklärt, daß er außer bei Lebensgefahr für das Kind oder im Fall des Mißerfolgs seiner Eingliederung in die Gesellschaft nie in den Erziehungsprozeß eingreift.

Andere seiner Prinzipien – wie das, niemals eine unwirksame Strafe zu wiederholen – sind Nachahmungen einer ganz normalen Pädagogik. Um die Sicherheit eines Kindes, das sich der Gefahr, die von dem am Vorgarten vorbeifließenden Verkehr nicht bewußt ist, zu gewährleisten, schlägt er vor, es lieber einzusperren als ihm das Spielen am Straßenrand zu verbieten. Meiner Meinung nach kommt jeder, der kleine Kinder hat, auf diese Idee. Ebenso gehört es zu den einfachsten Erziehungsprinzipien, ein Verhalten, das man nicht mag und das das Kind unterlassen soll, nicht zu beachten. Wenn ihr Kind sie provozierte, pflegte eine Mutter nur zu sagen: »Das interessiert mich gar nicht.«

Immer wieder betonen die Autoren die zweckmäßige Anpassung ihres Programms an die individuellen Unterschiede der Kinder, wobei deren jeweils eingeschränkte Fähigkeiten berücksichtigt werden. Das scheint sie von den Verfechtern der Verhaltenslehre zu unterscheiden. Auf der anderen Seite bleibt das Verhalten Ziel aller ihrer Bemühungen, auch wenn es bereits sehr ausgeprägt ist. Nachfolgend zwei Beispiele für Probleme, mit denen wir täglich konfrontiert werden.

Das Kind, das nicht auf die Toilette geht und immer wieder gezielt in die Hose macht: Sein persönliches Programm sieht vor, daß man es jede halbe Stunde auf die Toilette führt und auf einer großen Tafel notiert, ob die Hose trocken oder naß ist. Ist sie trocken, wird das Kind gelobt und gestreichelt. Ist sie naß, wird sie kommentarlos gewechselt.

Ein anderer Junge setzt sich zwar auf die Toilette, doch ohne seine Hose herunterzuziehen. Das Ergebnis kann man sich vorstellen.

Das Lernprogramm zerlegt nun die von dem Jungen nicht ausgeführten Handgriffe in einzelne Teile: Der erste Schritt lehrt den Jungen, seinen Gürtel aufzuknöpfen. Zweiter Schritt: die Hose herunterziehen; dritter Schritt: sich beugen und die Hose über die Knie ziehen; vierter Schritt: die Hose wieder hochziehen.

Auf dieselbe mechanische Weise werden den Kindern intellektuelle Fähigkeiten beigebracht. Das Kind wird an einen Tisch gesetzt, den man in der vorderen Ecke eines Raums plaziert hat, und zwar so, daß das Kind zwischen Tisch und Wand eingesperrt wird (!). Dann wird ihm ein Dutzend Male eine leichte Aufgabe gegeben, für deren Lösung es mit Leckereien oder ein paar Erdnüssen belohnt wird (ich erfinde wirklich nichts). Beim zweiten Mal, so wird empfohlen, sollte es mit bunten Kärtchen belohnt werden (ähnlich den früher an den Schulen verteilten Fleißbildchen).

Bekanntermaßen haben autistische Kinder Schwierigkeiten mit dem symbolischen Gehalt der Sprache, der Darstellung einer Sache durch ein Wort. Diese Probleme werden jedoch als Unfähigkeit zu »verallgemeinern« aufgefaßt. Der Mutter eines Kindes, das zwar Buchstaben und einzelne Wörter lesen kann, aber das Wort »Tasse« nur einer ganz bestimmten Tasse zuordnet, wird empfohlen, sämtliche Gefäße des Haushalts zu kennzeichnen, auf daß sich die fehlende Verallgemeinerung entwickeln kann.

Diese Verhaltensschulung in kleinen Schritten nimmt gelegentlich die Form einer Dressur an. So zum Beispiel der Versuch, dem kleinen Tommy beizubringen, auf Befehle wie »komm, Tommy« und »setz dich, Tommy« zu reagieren, bei dem ich tatsächlich das Gefühl habe, in einem Hundezwinger zu sein.

Zwar lieben die Dompteure ihre Tiere, doch diejenigen, die ihr Metier verstehen, wissen ganz genau, daß sie nur durch saftige Belohnungen Höchstleistungen erzielen. Im Zirkus dient die Peitsche lediglich dem Thrill fürs Publikum, denn das Tier gehorcht nur dem, der es füttert und streichelt. Oder hat man jemals von appetitlosen Tieren gehört?

Ich jedenfalls lehne aus ethischen Gründen jeden Drill von Kindern ab.

Was mir an Schoplers Methode gefällt

Unseren Respekt verdienen die Ernsthaftigkeit seines Verfechters sowie die viele Zeit, die er sich den Kindern gewidmet hat. Die sorgfältige Beobachtung jedes einzelnen Kindes und die Aufmerksamkeit, die er jedem noch so geringen Anzeichen entgegenbringt, sind meiner Meinung nach ein exzellentes Prinzip, auch wenn ich mit der Anwendungsweise nicht einverstanden bin. Ein vorzügliches pädagogisches Prinzip liegt meiner Meinung nach darin, daß man nicht nur die Fehler, sondern auch die positiven Ergebnisse berücksichtigen sollte. Wenn eine Lehrerin mit grünem Stift alles unterstreichen würde, was im Diktat eines Schülers richtig geschrieben ist, wäre er ganz sicher für seine nächste Hausaufgabe besser motiviert. Das erinnert ein wenig an den progressiven Pädagogen Freinet (1896–1966). Die Notwendigkeit einer Anteilnahme der Eltern sowie die vorurteilsfreie Würdigung der Kenntnis ihres Kindes, über die sie verfügen, scheinen mir klar auf der Hand zu liegen, auch wenn wir daraus ganz andere Schlußfolgerungen ziehen.

Das Inakzeptable an Schoplers Methode

Dressieren, Fordern von Gehorsam, die Beobachtung von Kind und Eltern hinter verspiegelten Scheiben – das alles ist meiner Meinung nach genau das Gegenteil von Respekt vor dem Menschen.

Daß dabei die psychiatrische Dimension und ihre Notwendigkeit für die leidenden Kinder vernachlässigt werden, wiegt sehr schwer. Man muß sich in Erinnerung rufen, daß die Psychiatrie nur in Gesellschaften existiert und respektiert wird, die ihrerseits den Wert des Individuums respektieren. In totalitären Ländern oder Diktaturen gab es nie eine Psychiatrie, die diesen Namen verdiente. Die Tatsache des Mißbrauchs oder der Pervertierung der Psychiatrie darf – auch bei besten Absichten – nicht in Vergessenheit geraten.

So finde ich auch das gegenüber den »Behinderten« offensichtlich humane Ziel der Methode Eric Schoplers selbst durch seine eigene Ideologie pervertiert, weil sie die Geisteskrankheit verleugnet und ins Irrenhaus abschiebt. Das Irrenhaus muß reformiert und verändert werden, um der ursprünglichen, sehr schönen Bedeutung des Wortes »Asyl« wieder zu ihrem Recht zu verhelfen. Jenem »Asyl«, wie es in dem Wort »Asylrecht« steckt.

Apropos Politik. Ich finde es äußerst gefährlich, aus Angst vor dem Unbekannten und der Geisteskrankheit den frühkindlichen Autismus seiner medizinischen Dimension zu berauben. Unsere Gesellschaften sind immer noch gegenüber ihren normalen Kranken wesentlich großzügiger als gegenüber den Behinderten. Die Einführung des obligatorischen Schulbesuchs als adäquates Behandlungsmittel würde wahrscheinlich für unsere Krankenkassenvertreter eine große Versuchung darstellen angesichts der Klinikkosten von tausend Francs – etwa dreihundert Mark – pro Tag, die ja dann entfallen würden. Hilft man den Kindern und ihren Eltern, wenn man die bisherige Solidarität weiter zu verringern sucht?

Auch fürchte ich, daß Schoplers Methode unter finanziellen Gesichtspunkten unendlich teurer kommt, da man praktisch für jedes Kind einen Erzieher benötigt. Was ist daran normal, wenn man zu den speziellen Klassen noch zusätzliche Lehrer braucht?

Zudem wird die Rolle der Eltern pervertiert, wenn man sie zu freiwilligen Erziehungshelfern ernennt, sie dabei instrumentalisiert und bis in die Intimsphäre hinein beobachtet. Mehr noch: Im Namen der bei der Behandlung notwendigen Kohärenz wird um das Kind herum ein fast totalitär zu nennendes Universum aufgebaut. In der Schule, im Institut und zu Hause steht es nämlich permanent unter derselben kontrollierten Beobachtung: »Big Brother is watching you« – wie in Orwells *1984*.

Was mir naiv und als Irrtum erscheint

Der Grund für die verlangsamte Entwicklung liegt für Schopler in einer Art Lernhemmung, wobei er negiert, daß dieses wenn auch wichtige Problem lediglich die Konsequenz einer noch tiefergehenden Behinderung ist, nämlich der Unfähigkeit, sich zu einer Persönlichkeit mit all ihrer Neugier, ihrem Verlangen und ihren Verweigerungen zu entwickeln. Solange das Kind als ein Wesen betrachtet wird, das nicht *kann*, und nicht als eines, das nicht *will*, wird die Behinderung lediglich verstärkt. Das ist zwar dem armen Behinderten gegenüber freundlich gedacht, steigert jedoch letztlich dessen Behinderung. Indem die Erzieher den Kindern ihren Willen aufzwingen, verweigern sie ihnen nicht nur den nötigen Respekt, sie verhindern auch, daß sich das Kind eigenverantwortlich zu einem kleinen menschlichen Wesen entwickelt. Zudem werden sie zu Komplizen der Krankheit, die die Leidenden von jenen absondert, die »ich« sagen können.

Wir haben darüber berichtet, wie viele autistische Kinder ihre Eltern als eine Art Werkzeug benutzen, aber auch, wie sie von ihren Eltern verlangen, sich selbst in der gleichen Weise zu instrumentalisieren. Wie etwa jenes von Kanner beobachtete Kind, das nach seinem Mittagsschlaf nicht ohne ausdrücklichen Befehl der Mutter die Treppe aus seinem Zimmer herunterkommen konnte. Es entlastet zwar das Kind davon, seine Wünsche selbst zu äußern, wenn man ihm den ganzen Tag lang Befehle erteilt, was auch in Grenzen in Ordnung ist – doch wenn diese Befehle sich auf ganz gewöhnliches Alltagsverhalten beziehen, hat es nur den Anschein von Unabhängigkeit. Stellen Sie sich einmal vor, Sie werden von einem Kollegen zur Arbeit begleitet, der Ihnen ständig sagt, was zu tun ist: »Steig in den Bus, lös eine Fahrkarte, setz dich, steig aus, geh, öffne die Bürotür, sag Herrn Sowieso guten Tag, lächle, geh in dein Büro, lächle jetzt nicht mehr, nimm den Telefonhörer ab ...«

Plädoyer für eine echte Erziehung
des autistischen Kindes

Auch autistische Kinder müssen erzogen werden, allerdings unter dem hehren Gesichtspunkt der ganzheitlichen Erziehung der menschlichen Persönlichkeit. Auch muß man dabei auf die fremde Welt des Kindes und seine Unvollkommenheiten Rücksicht nehmen, darf ihm aber nicht jene lustvollen Experimente verwehren, die zum wahren Motor seiner Erfahrungen, folglich auch seiner Entwicklung werden können. Wer – ob im Gymnasium oder im gewöhnlichen Leben – hat wohl mehr Erfolg: derjenige, der stundenlang mühsam Mathematik paukt, oder jener, der bei der Lösung der Aufgaben Lust und Spaß empfindet?

Wie viele Kinder sind wohl frühzeitig durch sinnlosen Musikunterricht von der Musik entfremdet worden, obwohl sie, wenn man sie dafür begeistert hätte, von ihr eines Tages profitiert hätten. In unserem Tageskrankenhaus begleitet die Logopädin die Kinder zum Ponyreiten. Auch dabei hat sie immer ihre pädagogische Aufgabe im Sinn. Doch wenn die Kinder auf der Heimfahrt im Minibus singen und schwatzen, ist das für sie eine weitere Möglichkeit, mit ihnen zu kommunizieren.

Eltern sollen und müssen ihre Kinder erziehen. Und wie Schopler ziehe ich solche Eltern, die von ihren Kindern die Respektierung gewisser Grenzen verlangen und sie daher auch überallhin mitnehmen können, denen vor, die ihren Kindern alles erlauben, sie jedoch niemals aus dem Haus lassen würden.

Notwendige Gewalt

Respekt vor dem Menschen heißt nicht, Kinder ihrem autistischen Schicksal zu überlassen. Sie zum Umgang mit anderen zu bewegen, erfordert einen gewissen notwendigen Zwang. Da ich wiederholte Gewalt von Erwachsenen gegen Kinder als illegal empfinde, sollte diese Gewalt vorzugsweise von anderen Kinder ausgehen. Indem sie ihre normalen Kinder in die Vorschule oder zum erstenmal in den Kindergarten bringen, tun auch alle normalen Eltern nichts anderes. Wie viele Kinder hatten wohl am Anfang Angst vor den Pausen? Dennoch bietet sich diese äußere Welt dem jungen Forscher ja geradezu zur Erkundung an. Und an dieser Lust und Neugier auf die Welt »da draußen« mangelt es doch gerade den Autisten. Also ist es eine Art von Gewalt – die einzige, die ich als legitim ansehe –, wenn man sie zur Konfrontation mit der Außenwelt nötigt. Indem ihre Eltern sie in der Tagesklinik zurücklassen, vermitteln sie den Kindern den Zugang zu einer Sozialisation in einem toleranten Umfeld, das auch von weniger gestörten Kindern aufgesucht wird, die in der Zwischenzeit auf ganz normale Schulen gehen – von Kindern, die sprechen, spielen, lachen oder weinen.

In dieser an normale Zustände angepaßten Situation entdecken die zur Interaktion mit anderen gezwungenen Kinder Erwachsene, deren Aufgabe es ist, sie vor den größten oder aggressivsten Kindern zu bewahren, und die sie im Lauf der Zeit als Menschen wahrnehmen, bei denen sie Zuflucht finden können. Sie treffen hier aber auch weniger begabte Kinder als sie selbst, denen gegenüber sie dann nicht immer als Versager erscheinen. Sie erkennen, daß auch sie auf ihre Art jemanden bedrohen können. Man muß allerdings die Aktivitäten eingrenzen, muß das Kind, das sich vor seiner eigenen Zerstörungslust ängstigt, beruhigen. Dieser außergewöhnliche Effekt stimuliert sowohl Gruppen normaler kleiner Kinder als auch Gruppen autistischer Kinder. Informelle Gruppenaktivitäten wechseln sich dabei mit geplanten erzieherischen Unternehmungen wie Ausgehen, Spaziergängen, Schwimmbadbesuch oder Fahrradfahren ab.

Erziehen

Auch die Schule entfällt hier nicht, da für jeweils fünfzehn Kinder die ganze Zeit über eine Lehrerin zur Verfügung steht. Sie paßt ihre Tätigkeit den individuellen Anforderungen an, indem sie etwa einige Kinder in den benachbarten Kindergarten begleitet und dabei deren Reaktionen der Gruppe gegenüber testet. Andere Kinder unterrichtet sie in kleinen Gruppen in unserer Tagesklinik.

Was nun die Zeit angeht, die die Kollegen gleicher Qualifikation in unserer Institution mit den Kindern verbringen, so haben wir einen Teilzeit-Psychiater, bei den Psychologen/Psychotherapeuten eine Ganztags- und eine Halbtagskraft sowie vier Ganztagskräfte bei den Erziehern (Lehrer und Sonderschullehrer sowie ein Spezialist für schwererziehbare Kinder). Wir verfügen auch über eine Lehrerin für Legastheniker, eine Bewegungstherapeutin und eine Sozialarbeiterin, alles jeweils Halbtagskräfte. In einer psychoanalytisch geprägten Tagesklinik wendet man trotzdem doppelt so viel Zeit für erzieherische wie für psychologisch orientierte Maßnahmen an. Zudem wird unseren Psychoanalytikern geraten, die Hälfte ihrer Zeit den Kindern in ihrem Alltag zu widmen. Man sieht also, daß die Erziehung nicht geopfert wird, und das mit den Kindern gemeinsam verbrachte Alltagsleben scheint uns eine bessere Möglichkeit der Beobachtung und Forschung zu sein als das, was Schopler in einer Serie von Tests das »Auftauchen« nennt.

Psychotherapie und Erziehung sind auch in ihrer wörtlichen Bedeutung überhaupt keine Gegensätze. Beides kann man zugleich praktizieren. So begreife ich nicht, in wessen Namen und aus welchem Grund man schwer gestörte Kinder davon ausschließen sollte. Niemand verlangt das übrigens von weniger gestörten Kindern, von Kindern, die in normale Schule gehen können. Erwachsenen-Psychoanalytiker sind übrigens der Meinung, daß der Patient als eine notwendige Bedingung der Analyse eine Arbeit annimmt und die Sitzungen selbst bezahlen kann. Das ist absolut kein Widerspruch: Die Konfrontation mit den Erfordernissen der Wirklichkeit ist eines der Mittel und Wege zur Verarbeitung der inneren Probleme. Das erinnert uns an Freuds schöne Definition des Ziels jeder Analyse: zur Liebe und zur Arbeit befähigt zu werden.

Eltern, die mit dem Drama konfrontiert sind

Wenn man ihnen wirklich zuhört – und sie nicht nur diese amerikanischen psychiatrischen »Multiple-Choice«-Fragebögen zur Erhebung ihres Geisteszustands ausfüllen läßt –, vertrauen uns die Eltern auch an, an welchem Punkt ihr Leben durch den Autismus ihres Kindes erschüttert worden ist.

Die Begegnung mit der Außenwelt

Ersten Schmerz fügt ihnen die Konfrontation mit der Außenwelt zu. Der ist zwar nicht sehr tief, doch dafür beständig. Vor ihm gibt es kein Entrinnen, außer einem Leben auf einer einsamen Insel. Davon träumen manche in der Tat. Nachdem sie den Spielplatz fluchtartig verlassen hatte, hat sich eine Mutter geschworen, niemals wieder ihre Tochter auszuführen, »weil das ihr gegenüber unverantwortlich ist«. Ein anderes kleines Mädchen wollte mit ihrem Kind spielen. Es war jünger, sprang freudig herum, sang, schwatzte – tat all das, was die eigene Tochter nicht konnte. Gerührt betrachtete die Mutter das Verhalten, von dem ihre eigene Tochter ausgeschlossen ist. Sie hoffte, daß sich beide miteinander vertragen würden, da ihre Tochter von der anderen hingerissen schien. Vielleicht ein wenig verängstigt oder auch eifersüchtig, hielt sich ihre Tochter an dem Gesicht des Mädchens fest und kratzte sie dabei ein wenig. Daraufhin fing die Kleine wie am Spieß zu brüllen an, flüchtete sich verängstigt und ganz aufgelöst zu ihrer

Mutter. Die sprang wütend von ihrer Bank auf und begann nun ihrerseits die Mutter des anderen, »aggressiven« Kindes zu beschimpfen: »Sie haben zugelassen, daß sie meine Tochter angreift.« Dann wandte sich ihr Blick dem autistischen Mädchen zu, das inzwischen angefangen hatte, Sand zu essen. Die Wut in ihrem Gesicht wich reinstem Abscheu – was die Sache nur noch schlimmer machte. Dann wandte sie sich um, griff nach ihrem Kind und entfernte sich, als ob sie vor der Pest fliehen müßte.

Eine der Freuden von Eltern autistischer Kinder ist deren Schönheit, doch der Preis dieser Freude liegt in der Verständnislosigkeit der anderen, in ihrer Angst und Gewalttätigkeit. Die Eltern behinderter Kinder ernten oft Mitleid und Ablehnung. Sie erinnern die anderen daran, daß es Katastrophen gibt und daß diese jeden treffen können. Die anderen verzeihen ihnen nicht, auch wenn sie sie wahrnehmen, ihnen aus dem Weg gehen und manchmal ungeschickte Versuche unternehmen, diese Feigheit zu verbergen. Autistische Kinder lösen in der Tat dieselben, noch unverhohleneren Reaktionen aus, weil sie weder auf Anhieb als solche zu erkennen noch verständlich sind. Niemand weiß, warum sie so sind. Autistische Kinder machen angst, und diese Angst macht böse.

Manchmal ist die Verständnislosigkeit ganz anderer Art. Wir werden noch sehen, daß Lilis Mutter später einmal mit ihrer Tochter alleine lebt. Sie erzählt uns dazu folgende Geschichte. Da sie arbeitet, muß sie Lili, von der die Nachbarn wissen, daß sie autistisch ist und eine Tagesklinik besucht, gelegentlich hüten lassen. Lili hat immer noch Wutausbrüche, wenn man ihre Wünsche nicht erfüllt, sie zum Beispiel nicht bei der Mutter schlafen läßt. Ich habe diese natürlich zum Durchhalten ermuntert und ihr gera-

ten, auf keinen Fall den Forderungen der Tochter nachzugeben, auch wenn diese furchtbar brüllt. Eines Tages klin-
gelte eine Sozialarbeiterin an der Tür. »Eine Nachbarin«,
sagte sie, »ist beunruhigt, weil sie dauernd Schreie hört.
Meinen Sie nicht, daß Sie Ihre Tochter zu streng erziehen ...?«

Was soll man dazu sagen? Die Sozialarbeiterin tat nur
ihre Arbeit, und die Nachbarin hatte zu Recht gedacht, daß
Gleichgültigkeit gegenüber einem verprügelten Kind möglicherweise kriminell ist. Man versetze sich jedoch einmal
in die Lage von Lilis Mutter ...

Manchmal kann die unfreiwillige Belästigung der Umgebung komische Züge annehmen, falls man in der Lage
ist, darüber zu lachen. Ein anderes fünfjähriges Mädchen
hatte die Angewohnheit, sich stundenlang zu schaukeln.
Nach ein paar Wochen Behandlung, ließ dieses Schaukeln
tagsüber zwar nach, doch abends pflegte sie sich in den
Schlaf zu schaukeln. Die Schaukelbewegungen übertrugen
sich auf ihr Bett, das dadurch langsam in Bewegung geriet
und zumeist an der Heizung landete. Diese nun verstärkte
und übermittelte das Geräusch über mehrere Etagen, ein
Effekt, dessen sich die Eltern allerdings nicht bewußt waren. Auf einmal grüßten die Nachbarn nicht mehr, schienen sogar verärgert, was den Eltern unverständlich blieb,
bis eines Tages einer von ihnen auf ordinäre Weise schimpf-
te: »Wann hört das Gebumse endlich auf! Die ganze Nacht
wie die Tiere. Lassen Sie uns wenigstens schlafen.«

Mit der Zeit wird man abgehärtet, manche Eltern werden gar zu Zynikern, wenn sie mit solcher Aggressivität
konfrontiert werden: Ohne die ihr gegenüber sitzende
Mutter eines Blickes zu würdigen, schrie einmal eine gran-
tige Heuchlerin durch die ganze U-Bahn, daß »es wahrlich
viele ungezogene Kinder« gebe. In diesem Moment trat

das Kind der Alten mit dem Fuß dermaßen gegen das Schienbein, daß sie erschrocken aufsprang. Daraufhin flötete die Mutter süßlich: »Sie ist zwar zurückgeblieben, aber keine Idiotin.«

Unverständnis, Angst und Mißverständnisse sind nicht die einzigen Schmerzen, die die Begegnung mit dem normalen Leben verursacht. Erst draußen nehmen die Eltern auf sehr brutale Weise den zurückgebliebenen Zustand ihres Kindes wahr. Eine Wahrheit, die weh tut. Immer nur sind es die Cousins oder die kleine Nachbarin oder die Kinder von Freunden, die sich auf geradezu schwindelerregende Weise entwickeln. Das autistische Kind selbst verändert sich nicht oder nur sehr langsam. Man könnte die Veränderung fast übersehen, wenn man es nicht ständig vor Augen hätte.

Gute Freunde, die Familie, die Schwiegereltern (!) geben immerzu gute Ratschläge, die unter anderen Umständen ja recht vernünftig wären, etwa der Art: »Wenn du ihn immerzu wie ein Baby behandelst, wird er immer ein Baby bleiben«. Solche Ratschläge sind teilweise gerechtfertigt, auch ich argumentiere oft in diesem Sinn, doch mit viel mehr Behutsamkeit und anderen Nuancen als früher. Tatsächlich habe ich oft festgestellt, daß Eltern mit einem behinderten Kind selber eine Art zurückgebliebenes Verhalten beibehalten haben, etwa wie man es im Umgang mit einem Baby an den Tag legt. Auf diese Weise halten sie den Kontakt zu ihm aufrecht und empfangen wiederum kleine Freuden, und die Befriedigung daraus läßt sie ihr Kind lieben und ihm nahe sein. Welche Befriedigungen kann es ihnen auch sonst verschaffen? Es bringt niemals Zeichnungen von der Schule mit nach Hause, erfindet niemals jene wunderbaren kindlichen Worte, die das Erlernen der Sprache so heiter machen. Sicher treiben die Eltern normaler Kinder diese oft beim Lernen zu sehr an. Manchmal ist auch das Kind schuld an den Frustrationen der Eltern, wenn es darauf besteht, alles alleine zu machen, obwohl man ihm helfen will. Manchmal genügen ein paar Augenblicke des Hätschelns und Streichelns – woraufhin das wieder rückversicherte Kind einem von den Knien springt und zu seinen Spielen oder zu seiner Entdeckung der Welt zurückkehrt.

Die Schwierigkeit, solidarisch zu sein

Ein autistisches Kind zu haben, ist ein Martyrium und macht einen trotzdem nicht zum Heiligen. Und das Elend, von dem wir eben gesprochen haben, veranlaßt einen noch längst nicht dazu, mit den anderen Eltern unseres Tagesklinikums solidarisch zu sein. Dabei habe ich die Beobachtung gemacht, daß alle Eltern – selbst die, deren Kind schwerstbehindert ist – am meisten die Vorstellung fürchten, daß ihres von der Behinderung der anderen angesteckt werden könnte. Der Schreck und der Kummer, die durch die Diagnose der Anomalie ausgelöst werden, sind das erste Hindernis auf dem Weg zu einer frühzeitigen Behandlung der Kinder. Eltern, die von einem Kinderarzt hingehalten werden wollen, vergessen, wieviel sie aushalten können, wenn er das Problem einmal zur Sprache bringt. Mit der Trennung, die der Aufenthalt und die Behandlung in der Tagesklinik mit sich bringen, wird auch der ganze Umfang der Behinderung des Kindes erkannt. Dem Risiko der Trennung von zu Hause steht die, wenngleich nur partielle, Möglichkeit gegenüber, regelmäßig eine Schule zu besuchen. Wir wollen jedoch, daß dieser

Schulbesuch wirklich und nicht nur scheinbar stattfindet. Für die meisten der autistischen Kinder kommt diese Möglichkeit der Behandlung aber nicht in Frage, weil sie den Lernanforderungen nicht entsprechen können. Sie profitieren dann von der jeweils effektivsten Behandlung, die die Tagesklinik ihnen bieten kann. Zudem nützt es ihnen, wenn sie mit Kindern zusammenkommen, die regelmäßig normale Schulen besuchen. Von denen können sie sprechen, Schimpfworte und Entspannungsspiele in der Gruppe lernen. In diesem Sinn sind unsere Gruppen für alle Kinder offen.

Obwohl wir die zerstörerischen Wirkungen der Absonderung bekämpfen, empfinden die Eltern schmerzhaft, daß sie ihr Kind behandeln lassen müssen, weil es nicht wie die anderen ist. Zwar schätzt ein Großteil der Eltern uns und unsere Arbeit, aber alle hoffen darauf, daß ein Zauber uns eines Tages auflöst und sie an unserer Stelle eines Morgens eine ganz normale Kinderschule vorfinden werden. Auch das kann ich verstehen. Die Tagesklinik, die anderen Kinder, Leid und Kummer der anderen Eltern – all das erinnert sie an etwas, mit dem sie niemals zu tun haben wollten.

Dennoch können die Eltern sich gegenseitig beistehen. Wir jedenfalls sind davon überzeugt, weshalb wir sie einmal im Monat für eineinhalb Stunden zu einer Versammlung bitten. Diese hilft uns auch bei unserer Arbeit, weil die Eltern dann anstelle ihrer Kinder untereinander kommunizieren und Beziehungen knüpfen. Auf diese Weise bildet sich, wenn auch ohne ihre Teilnahme, um die Kinder herum eine Gruppe.

Die Versammlungen haben sich auch für die Eltern als sehr wertvoll herausgestellt, da sie dadurch endlich mit den Leuten zusammenkommen, die aus eigener Erfahrung verstehen, was ihnen widerfahren ist. Auf den Rat eines Fachmanns antwortet man gerne mit »Sie haben gut reden«. Wenn aber anwesende Mütter oder Väter von ihren Erlebnissen erzählen, hört man viel besser zu.

Offensichtlich haben viele Eltern den Wunsch, sich angesichts der Probleme gegenseitig zu helfen. Gruppierungen haben sich jedoch erst in jüngster Vergangenheit gebildet. So haben sich Fabiens Eltern und die Eltern eines anderen Kindes auf Anhieb gut verstanden. Seitdem treffen sie sich im vertraulichen Kreis miteinander und haben ihre beiden Kinder für eine Woche zu Familienferien mitgenommen. Eine solche Verbindung, die gegenseitige Hilfe ermöglicht, bleibt jedoch auf diese beiden Familien beschränkt. Das scheint mir auch normal, denn Freundschaften und Entscheidungen, die das Privatleben betreffen, sollten ganz der Initiative der Eltern überlassen bleiben und nicht von Institutionen geregelt werden. Trotzdem erstaunt es mich, daß es so lange dauert, bis solche Beziehungen entstehen. Das ist für mich der Beweis, wie mißtrauisch und abwehrend Eltern sind, die so oft von anderen gekränkt wurden.

Das beschädigte Selbstbildnis

Eine der Elterngruppen, die im gemeinsamen Gespräch bereits geübt war, stellte vor einigen Jahren während einer der Versammlungen immer wieder tiefgehende Überlegungen über die Ursprünge des Autismus an. Die Eltern durchlebten individuell die gesamte Entwicklung der Autismus-Diskussionen – sozusagen von der Selbstbeschuldigung bis hin zu Anklagen –, wie wir sie bei der ideengeschichtlichen Darstellung beschrieben haben. Im Zusammenhang mit der Frage, was wohl in den Beziehungen zu ihrem Kind falsch lief, sprachen sie auch über ihre Gefühle dem Anomalen gegenüber. Unter ihnen befand sich ein Vater, der den Mut und die Ehrlichkeit hatte, ganz offen über die Mordgedanken zu sprechen, die ihm in den Sinn gekommen waren, als sein Kind einmal ein Bad nahm. Verspielt tauchte das Kind seinen Kopf unter Wasser – und Papa sollte bei dem Spiel mitmachen. Der nahm den Kopf seines Sohnes, drückte ihn unter Wasser, worauf ihm wie zwangsläufig in den Sinn kam, daß es vielleicht besser für alle wäre, wenn er ihn in dem Moment ertränkte. Seine Hände umklammerten weiterhin seinen Sohn, sein ganzes, wie zum Selbstschutz abgeschaltetes Denken war starr dem Todeswunsch verhaftet, bis er endlich aus diesem unnormalen Zustand wieder zu sich selbst kam.

Dieses Kind wurde gezeugt, nachdem bereits ein anderes mit einer physischen Anomalie geboren worden war. Um dessen Fehler sozusagen auszugleichen, hatte sich das Ehepaar für ein zweites entschieden. Mit diesem, das durch seine Geburt gleichsam die Verletzung durch das ältere ungeschehen machen sollte, müssen wir uns nun wegen einer neurologisch bedingten Behinderung beschäftigen. Wir Psychoanalytiker wissen, daß das wahre, das schwere Trauma aus der Wiederholung rührt. Von einem ersten Schicksalsschlag hat man sich erholt – und muß erneut einen Volltreffer einstecken, diesmal zwar aus einer anderen Richtung, doch an derselben Stelle. Welchen Sinn – außer einem furchtbaren Fluch – soll man darin erkennen? Zufälle kann der menschliche Verstand nur sehr schwer als solche verarbeiten.

In dem Gespräch der Eltern, das auf die oben genannte Darstellung folgte, kamen viele zu dem Schluß, daß sie dennoch gegenüber dem von ihnen in die Welt gesetzten

Kind Verantwortung tragen. Ein Vater sagte: »In meiner Kindheit auf dem Land hat man Bäume, die schlechte Früchte trugen, ausgerissen und verbrannt.« In die daraufhin entstehende Stille hinein sagte eine Mutter: »Vielleicht haben wir uns schlecht geliebt ...«

Was auch immer die Ursache der Krankheit ihres Kindes ist, es bleibt ihr Kind. Sein Fehler, sein Versagen sind ihr Fehler, ihr Versagen. In einer gewissen Weise ist dadurch auch das Bild zerstört worden, das sie von sich als Ehepaar hatten, das doch die Quelle großen Glücks sein sollte. Und das erscheint ihnen überhaupt als ihr größtes Versagen. Das ist nicht nur so dahergesagt: Manche Eltern haben mir gestanden, daß sie sich sterilisieren lassen wollten.

Wenn die Zeit stillsteht, ist auch das Familienleben gelähmt

Wir haben das autistische Kind als Wesen ohne Zeitgefühl kennengelernt. Wir haben erfahren, daß seine Eltern, während die Zeit vergeht, von der Hoffnung und der Illusion auf ein normales Leben geradezu wahnhaft verfolgt werden. Wir haben auch gesehen, wie das Glück, in seinen Kindern weiterzuleben, zerbrochen wird, wie die Generationenabfolge angehalten wird. Alles läuft auf den Stillstand der Zeit hinaus, den man mit einem Bruch mit der Welt und mit dem Leben bezahlt. So erscheinen uns Eltern, die ihr großes Kind wie ein Baby durch die Straßen tragen, wie Verrückte. Doch wir können genauso schnell verrückt werden wie sie. Ich höre mich noch heute zu einem Kollegen sagen: »Die Kleinen spielen im Garten, und die Großen sind mit dem Auto unterwegs ...«, wobei manche der »Kleinen« doppelt so alt wie die »Großen« sind. Ich habe das natürlich hinsichtlich ihrer geistigen Entwicklung und Eigenständigkeit so ausgedrückt. Um nicht zum Komplizen der vergehenden und vergessenen Zeit zu werden, laden wir die Eltern ein, zusammen die Geburtstage ihrer Kinder zu feiern – damit diese nicht außerhalb der Zeit, außerhalb der Wirklichkeit leben. Dabei machen wir ihnen Geschenke. Doch welches Spielzeug soll man jemandem schenken, der nicht spielt? Also versuchen wir eines zu finden, das eine entsprechende Bedeutung in seiner Welt einnehmen kann. Gelegentlich steht auf einem Karton geschrieben, daß »dieses Spielzeug für Kinder bis zu einem Jahr geeignet« ist. Unser Mitgefühl gilt jenen Eltern, deren Kind dieses Spielzeug ausgerechnet an seinem vierten Geburtstag besonders bevorzugt ...

Auch darüber haben wir uns während einer der Versammlungen einmal unterhalten. Dabei habe ich die Eltern gebeten zu erzählen, wie sie Weihnachtsgeschenke auswählen. Lilis Mutter ergriff sofort das Wort. »Da ich weiß, daß meine Tochter nur ihren Kopf durchsetzen will, mache ich es mir ganz leicht«, sagte sie. »Ich geh' mit ihr in ein Kaufhaus, wo sie sowieso alles begrapscht. Das Spielzeug, das sie nicht mehr loslassen will, nehm' ich schließlich.« Eine andere Mutter erzählte, daß sie es genauso halte.

Zwar haben uns diese Mütter eine Lösungsmöglichkeit aufgezeigt, dabei jedoch das Prinzip der Auswahl aus mehreren Möglichkeiten aufgegeben. Dadurch haben sie auf die Überraschung verzichtet, die sich einstellt, wenn das Kind freudig seine Geschenke auspackt. Sie haben auch darauf verzichtet, sozusagen mit den Augen ihrer Kinder das Weihnachten ihrer eigenen Kindheit noch einmal aufleben zu lassen. Sie haben damit auch schmerzlich Abschied von der Vorstellung genommen, die sie von ihrem Traumkind hatten, Abschied vom idealen Kind, das gern entdeckt, sein Entzücken zeigt, sich gern beschenken läßt und gerne schenkt. Sie haben sich mit einem seltsamen Wesen arrangiert, das alle betatscht, das niemand braucht und das nie das macht, was man von ihm erwartet. Gelegentlich gelingt es ihnen sogar, ihm Freude zu bereiten, so bescheiden die auch ausfällt. Nicht zuletzt erfüllen sie auf diese Weise auch ihre Rollen als Eltern. Das ist eine wertvolle Erkenntnis.

Das Warten

Es gibt keine größere Folter als das Warten. Auf einer Versammlung von Vertretern einer Elternvereinigung autistischer Kinder erinnerte ich daran, daß man die persönliche Entwicklung eines Kindes niemals vorhersagen könne. Die Statistiken lassen sich immer nur auf eine große Anzahl von Kindern anwenden. Daraufhin meinte eine Mutter, daß es unmenschlich sei, die Eltern jahrelang im unklaren und mit ihrer Sorge allein zu lassen: »Dazu haben Sie kein Recht.« Sicher – doch sollte man lieber lügen oder etwas erfinden? Dazu haben wir – im wahrsten Sinn des Wortes – noch weniger Recht. Ich finde es bereits abscheulich, wenn ein Arzt seinen Patienten belügt, auch wenn er ihn vor dem Schock und Schmerz bewahren will, den die Diagnose einer schweren Krankheit auslöst. Aus ethischen Gründen kann ich es noch weniger gutheißen, wenn man die Eltern von autistischen Kindern belügt. Ich verstehe jedoch, wenn sie unter unserer Unkenntnis leiden. Gerade diese Unkenntnis sollte nicht durch persönliche Überzeugungen verschleiert werden, vielmehr rechtfertigt sie Untersuchungen auf allen möglichen Gebieten, dem biologischen, genetischen, neurophysiologischen, auch dem psychiatrischen und psychoanalytischen. So wird an unserer Tagesklinik derzeit eine Untersuchung über die Entwicklung der Kinder in Angriff genommen.

Obwohl ich die gute Absicht dieses Unternehmens nicht in Frage stellen will, möchte ich etwas dazu bemerken: Betrachten wir einmal den Ausgang dieser Untersuchung mit den ängstlichen Augen der Eltern. Wir werden erfahren, *welche* Kinder die besten Chancen auf Heilung haben. Was aber fangen wir mit einer solchen Kenntnis an? Sollen wir dann unsere Anstrengungen allein auf *diese* Kinder konzentrieren? Und die anderen? Soll man die fallenlassen oder ihnen im Gegenteil doppelt soviel Zuwendung zukommen lassen, weil ihre Fälle viel schwerer sind?

Den in Unkenntnis der Krankheit des Kindes verwendeten Ausdruck »Behinderung« mag ich überhaupt nicht. Wir wissen ja, daß unsere Gesellschaft hartherzig, aber auch mit einer gewissen Logik mehr Geld ausgibt, um einen Kranken zu heilen, als sich anständig um einen Behinderten zu kümmern. Für mich liegt darin einer der Maßstäbe für das Zivilisationsniveau einer Gemeinschaft.

Autismus zeitigt bei vielen Kindern schreckliche Folgen, die ganz sicher eine schwere Behinderung darstellen. Aber einen Chirurgen, der einen Verletzten operiert, bittet man nicht, gleichzeitig ein Invaliditätsattest auszustellen. Darüber spricht man erst, wenn sich die Situation des Verletzten nicht verbessert hat. Genausowenig sollte man uns um einen »Waffenstillstand« bitten, während wir uns wacker schlagen. Im Alter von drei oder vier Jahren ist das Schicksal eines Kindes längst noch nicht entschieden. Damit wir uns weiterhin gut schlagen können, bedarf es eines Maximums an Klarheit, um den Einsatz und die Risiken zu erkennen, doch vor allem müssen wir realistisch einschätzen können, woran wir sind. Sonst wären wir schlechte Streiter.

Warum sind so viele Eltern ohne Hoffnung? Weil der menschliche Geist so schwer die Anspannung erträgt, die ihm in einer so lebenswichtigen Sache auferlegt ist. Man wünscht sich lieber die Katastrophe sofort herbei, als sie jahrelang fürchten zu müssen. Verständlich, daß ein Gefangener sich eher selbst tötet, als daß er einen Folterer Katz und Maus mit sich spielen läßt. Fast könnte man glauben, daß gewisse Menschen sich lieber im Unglück einrichten, als das Glück jemand anderem oder gar dem Schicksal verdanken zu müssen. Ich bin davon überzeugt, daß manche Eltern lieber alle Hoffnung aufgeben – oder sie total verdrängen –, als sich von endloser Ungewißheit quälen zu lassen. Auf diese Weise wappnen sie sich auch gegen die permanenten Enttäuschungen, die ihnen die Kinder mit ihren schmerzhaft langsamen Fortschritten zufügen. Enttäuschungen, die auch aus deren Manie herrühren, Gelerntes schnell wieder zu vergessen, als ob sie auf sadistische Weise die Freude, die sie bereiten könnten, vorführen wollten, bevor sie sie anschließend wieder zurücknehmen. Sicher ist das nicht der Grund, doch die Eltern erleben es so. Ich kann auch verstehen, daß sie sich abschirmen, weil die hinter ihrem Zynismus verborgene Hoffnung immer noch heimlich auf ein Wunder wartet. Schlimm ist, daß die Skepsis der Eltern ihre Kinder nicht motiviert. Das beste Mittel gegen die defensive Haltung der Eltern liegt im Fortschritt ihrer Kinder. Wiederbelebte Hoffnung also regt die Entwicklung des Kindes an, worauf dann eine positivere Dynamik aufbauen kann.

Opfer, die Geschwister bringen müssen

Eine Sorge der Eltern ist ständig da. Sie ist realistisch und betrifft sowohl die jüngeren als auch die älteren Geschwister.

Die älteren Geschwister

Wenn der Altersunterschied nur ein paar Jahre beträgt, werden sie zwischen Eifersucht und Schuldgefühlen hin- und hergerissen. Normal und legitim ist Eifersucht gegenüber jedem Neugeborenen – was schließlich auch in unseren Märchen und Volksliedern weidlich beschrieben wird. Dort droht dem Jüngsten zumeist das schlimmste Schicksal, wie etwa im Märchen vom Kleinen Däumling, der als erster geopfert wird.

Wenn das Schicksal das Jüngste trifft, ist die Rivalität besonders verhängnisvoll. Angesichts des Theaters, das das Baby gleich nach seiner Geburt seiner Mutter gegenüber an den Tag legt, indem es sie ganz allein für sich besitzen will, entwickeln sich bei älteren besonders starke Eifersuchtsgefühle. Diese vergehen nach einigen Monaten, wenn die Beziehung zwischen Mutter und Säugling sich öffnet. Dann nimmt auch das ältere Kind Beziehungen zu dem Baby auf, zumal ihm seine Mutter wieder mehr zur Verfügung steht.

Das autistische Kind jedoch, das diese enge Beziehung zur Mutter aufrechterhält, erregt eine viel tiefergehende Eifersucht. Diese ist um so schwieriger zu verarbeiten, als sie ja unlogisch ist angesichts des Bewußtseins, das sich das ältere Geschwister allmählich von der schweren Störung des jüngeren macht, indem es begreift, daß der Kleinere »keine Chance hat«. Schwere und unvermeidliche Ungerechtigkeiten verschlimmern noch das Unbehagen. So bleibt den Eltern nichts anderes übrig, als dem kranken, sie zermürbenden und niemals gehorchenden Kind gewisse Dinge durchgehen zu lassen, die sie dem älteren niemals erlauben würden. Wenn sie diesen dann bitten, sozusagen von der Warte der Erwachsenen aus Verantwortung für das Baby zu übernehmen, weil er – als älterer – doch schon so vernünftig sei, sieht der das nicht unbedingt als Trost an. Oft übertreiben diese Kinder ihre Stellung, indem sie das jüngere Geschwister quasi adoptieren und sogar gelegentlich gegen die eigenen Eltern empört in Schutz nehmen. Dadurch, daß es etwa in der Schule Probleme bekommt, versucht das ältere Kind oft auf sein Schicksal aufmerksam zu machen. Doch den Auswirkungen, die die schwere Behinderung des jüngsten auf die Eltern hat, kann auch das größere Geschwister sich nicht entziehen. Daß jedoch die von dem Kind unbewußt gewünschte Wirkung seiner Schulprobleme auch eintritt, ist eher unwahrscheinlich. Die Eltern, deren Geduld erschöpft ist, wollen wenigstens in einem ihrer Kinder ein wenig Erfüllung sehen.

Eine der Ursachen für dieses oft sehr zurückgehaltene Leiden des älteren Kindes kann nur durch eine psychoanalytische Behandlung im Kindes- oder auch Erwachsenenalter angegangen werden. Sie ist verknüpft mit der unbewußten Wahrnehmung der Behinderung des Jüngeren als Folge der magischen Verwirklichung von eigenen banalen aggressiven Wünschen gegenüber dem jungen Rivalen. In dem Buñuel-Film *Die Milchstraße* sieht man, wie ein paar Tramper einem Autofahrer, der nicht anhält, einen Fluch hinterherschicken. Hundert Meter weiter gerät das Auto ins Schleudern und kracht gegen einen Baum. Den furchtbaren Schreck kann man sich vorstellen, wenn die Tramper merken, daß ihre Todesdrohung wahr wurde.

Die jüngeren Geschwister

Sie verlieren wirklich die Fassung, wenn das autistische Kind auf Annäherungsversuche überhaupt nicht reagiert, oder wenn sich das kleinere als das gescheitere von beiden erweist. Im übrigen imitiert es das ältere, so wie das jedes Kind macht, und ahmt auf diese Weise auch dessen Krankheitssymptome nach. Auch das erschreckt die Eltern enorm. So waren Fabiens Eltern sehr um die kleine Amanda besorgt, weil die nicht sofort sprechen wollte. Sie sahen darin ihre Angst bestätigt, daß auch ihr zweites Kind krank sei. Aber ein gewisser Ausgleich entwickelt sich, der den Austausch ermöglicht. Wie bei den ersten Begegnungen zwischen den Kindern in der Tagesklinik, stellen sich Beziehungen hier zunächst auf sadomasochistischer Basis her, bis endlich aufgrund der Zurückgebliebenheit des autistischen Kindes gemeinsame Interessen entdeckt werden, die Spiele in begrenztem Umfang möglich machen. Mit der Kühnheit des Normalen überholt dann das jüngere Kind das autistische, lernt – wenn auch verzögert – sprechen und wird so zu einer Art Lokomotive, die das Verhalten des behinderten Kindes antreibt. Das wiederum erfreut die Eltern, und bedeutender noch: Man spürt eine wichtige und enge Bindung zwischen den Geschwistern. Zugleich tut das jüngere Kind, um das sie sich vorher noch so gesorgt hatten, den Eltern manchmal dadurch weh, daß es deutlich vor Augen führt, was seinem Bruder oder seiner Schwester fehlt. Häufig erweist sich erst bei der Geburt des zweiten Kindes der Autismus des Erstgeborenen. Erst im nachhinein werden der Mutter gewisse Abweichungen im Verhalten des erstgeborenen, autistischen Kindes bewußt: »Unglaublich, daß mir erst jetzt aufgeht, wie selten er sich stillen ließ. Und überhaupt war er so ruhig.«

Eltern können wirkungsvoll die Last verringern, unter der auch die anderen Kinder der Familie zu leiden haben. Das bedeutet allerdings, daß sie selbst einen Großteil davon übernehmen.

Wichtig ist vor allem, daß die anderen Kinder möglichst lange Kinder sein können, auch wenn viele von ihnen deutliche Zeichen von Frühentwicklung zeigen. Sodann muß man die Wirklichkeit annehmen und sich darauf einstellen: Ein Familienmitglied ist schwer krank, wodurch alle eingeschränkt werden, dennoch muß man den eigenen Bedürfnissen der anderen Kinder Rechnung tragen. Auch wenn Gemeinschaftsunternehmungen wie Ausflüge oder Spaziergänge nur noch selten möglich sind, muß man wissen, wie man sich auch allein dem anderen Kind widmen kann, indem man Dinge unternimmt, die es gerne hat oder entdecken will, auch wenn man dafür das autistische Kind einmal hüten lassen muß. Ein anderes Mal kann man das Spielchen umdrehen und das machen, was das autistische Kind will, und das andere sich selbst überlassen. Ein Elternteil kann sich einem bestimmten Kind widmen, während sich der andere um die Geschwister kümmert. Doch man sollte sich davor hüten, daß die Rollen sich festfahren und sich eine nur auf ein Elternteil beschränkte Beziehung bildet. Jedes Kind hat ein Recht darauf, daß sich jeder Elternteil ihm hin und wieder allein zuwendet, und warum nicht auch alle beide gleichzeitig?

Die Eltern können die Geschwister von einer großen Last befreien, wenn sie deren gelegentliche Haßgedanken und aggressive Worte unterstützen. Das steht nicht im Widerspruch zum Verbot aggressiver Handlungen, im Gegenteil: Schimpfworte vereiteln Prügeleien.

Manche Probleme kann man für immer leicht umgehen. Verzichten sollte man auf die Beschwörung des guten

Beispiels, auf die ständige Hervorhebung des Behinderten als eines wunderbaren Kindes, auch auf die Pflicht, Opfer bringen zu müssen, etwa nach dem Motto: »Nur wenn du deinen Bruder mitnimmst, darfst du deine Freunde besuchen. Das würde ihm doch so guttun ...«

Eltern von Autisten oder einfach nur Eltern?

Daß die verschiedensten Kinder unsere Tagesklinik aufsuchen, haben wir bereits dargestellt. Auf den Elternversammlungen sind also auch Eltern, deren Kinder nicht autistisch sind. Dennoch war ich jedesmal erstaunt, wie auch sie sich die autistische Kinder betreffenden Vorschläge zu Herzen genommen haben.

Mit bestimmten Fragen und Problemen, die wir hier zu erhellen und lösen versuchen, sehen sich schließlich alle Eltern konfrontiert.

Auch die Eltern von normalen Kindern erleben die Außenwelt für ihr Kind als gefährlich und aggressiv, deshalb kann auch keiner dieses Kind so gut wie sie beschützen. Man braucht sich nur die Schwierigkeiten des ersten Kindergarten- oder Schultags in Erinnerung rufen: nichts als weinende Kinder.

Wie schwierig Solidarität unter Eltern ist, die besonders empfindlich auf verletzten Stolz reagieren, beweisen Streitereien unter Freunden oder in der Familie und kommt in Rivalitäten zum Ausdruck, deren Ursache im unterschiedlichen Erfolg – ob in der Schule oder woanders – der Kinder liegt.

Das Selbstbild ist so sehr mit der Liebe für ihre Kinder verknüpft, daß es großer Überwindung bedarf, um dem Kind seine Autonomie und die Verantwortung für sein eigenes Leben zu überlassen. Und dennoch treffen sie allein weiterhin alle wichtigen Entscheidungen im Leben ihres Kindes. Damit ein Kind autonom aufwachsen kann, müssen die Eltern von den ganz persönlichen Träumen, die sie durch ihre Kinder verwirklicht sehen wollen, Abschied nehmen. Vor allem deswegen sprechen so viele Heranwachsende vom Selbstmord (den andere auch impulsiv vollziehen). Womöglich wollen sie damit ein bestimmtes Bild zerstören, das schwer auf ihnen lastet. Das kann sich etwa ganz banal und unbeschwert durch ihre Gewohnheiten ausdrücken oder durch die Art, wie sie sich anziehen. Alle Eltern sollten versuchen, das Wahre, das Echte in ihrem Kind zu entdecken, und sich von ihren auf das Kind projizierten Zukunftsträumen, mit denen es ja aufgewachsen ist, lösen.

Das Nachdenken über die Zeit scheint etwas Widersprüchliches hervorzubringen: Weil das sich gut entwickelnde Kind dermaßen schnell wächst, wird den Eltern die Vergänglichkeit schmerzlich bewußt. Oft ist es sogar in der Lage, sie überraschenderweise ... zu Großeltern zu machen.

Wenn der Sohn nun aber hierzu eine Geisteskranke oder die Tochter einen Schwachkopf heiratet, was können Sie daran ändern? Bleibt Ihr Kind dann vor der Krankheit oder vor Problemen bei der Arbeit oder vor einer Tragödie bewahrt? Eltern wissen, daß das Leben eine dauerhafte Spannung bedeutet. Die Kinder spüren ihre Ängstlichkeit. Die irritiert sie, weil man ihnen anscheinend kein Vertrauen entgegenbringen kann. Doch die Eltern sorgen sich weiterhin.

Die Liebe zu ihrem Kind ist allen Eltern gemeinsam. Die Liebe ist immer ein Risiko, weil man dabei sein Glück dem Leben und den anderen preisgibt. Doch ich bin mir nicht sicher, ob man, ohne Liebe und ganz allein gelassen, älter wird und auch niemals unglücklich ist ...

Sprechen wir noch einmal von den Geschwistern, deren Leben in Harmonie alle Eltern herbeisehnen. Seit Kain und Abel wissen wir jedoch um den Haß unter Brüdern. Auch zwischen Brüdern und Schwestern gibt es eifersüchtige und feindselige Gefühle, weil sie schließlich dieselben Eltern lieben. Wenn man das erste Kind in die Welt gesetzt hat, hat man noch die Wahl, ob es allein bleiben soll und einem folglich sein ganzes Leben lang Egoismus vorwirft – »Ich langweile mich zu Tode, habe keinen Menschen zum Spielen!« –, oder ob man ein zweites Kind bekommt und das erstgeborene einem nie verzeiht, daß man noch das Bedürfnis nach einem anderen Kind hatte, obwohl es selbst bereits da war. Auch in den normalsten Familien tut es den Kindern gut, wenn die Eltern ihre gedankliche wie verbale Aggressivität untereinander akzeptieren. Man kann das Kind, das sich schlecht oder häßlich vorkommt und sich deshalb von den Eltern ungeliebt glaubt, vor dem Neid auf andere bewahren. Denn wer seine Eifersucht nährt, steigert sich in eine zerstörerische Spirale hinein. Wenn man seine Wut äußern kann, ohne sie in sich aufzustauen, fällt es einem vielleicht auch leichter zu sagen, daß man jemanden gern hat.

In seinem Buch »Familie und individuelle Entwicklung«[14] rät Winnicott allen Eltern von Zwillingen, nicht automatisch an die Liebe zwischen den beiden unfreiwillig Verwandten zu glauben, da sie schließlich keine Wahl hatten. Das gilt im übrigen für alle Geschwister, auch wenn es uns bei Zwillingen mehr einleuchtet. Hierzu schreibt Winnicott: »Wenn sie auch zumeist die Gesellschaft des anderen akzeptieren, so können sie uns nicht davon überzeugen, daß sie den anderen lieben. Eines Tages merken sie, daß sie den anderen zutiefst verabscheuen. Erst dann ist es ihnen möglich, sich zu lieben.« An anderer Stelle heißt es: »Wenn erst einmal der Haß seinen Ausdruck gefunden hat, hat die Liebe eine Chance.«

Ein Zeugnis: »Der kleine Menschenfresser-Prinz« von Françoise Lefèvre[15]

Françoise Lefèvre ist Schriftstellerin und Mutter eines autistischen Kindes. Ihre Aussagen sind deswegen so wunderbar, weil sie als Schriftstellerin die Möglichkeit hat, dem Leser literarisch ihre Gefühle und Leidenschaften mitzuteilen, ihre Hoffnung und ihre Enttäuschung als Mutter zu vermitteln. Ihrem Standpunkt, daß die Schule ihrem Kind den Weg ins Leben ebnen soll, kann ich nicht beipflichten. Dadurch erhofft sie für sich selbst und ihr leidenschaftlich geliebtes Kind Erlösung. Doch ihre bewundernswerte Ernsthaftigkeit erlaubt uns einen Blick ins Innerste ihrer Erfahrungen. Für alle, die mit den Eltern autistischer Kinder arbeiten und sich gelegentlich gegen den Schmerz verbarrikadieren, sind ihre klaren und wahren Worte von unschätzbarem Wert. Lefèvre eröffnet die Möglichkeit, daß wir uns mit deren Gefühlen identifizieren können. Ihr Buch kann – wie unsere Elternversammlungen – den Eltern autistischer Kinder ganz sicher dazu verhelfen, sich nicht mehr so allein gelassen zu fühlen. Ihre Dichtung bezieht sich auf den alltäglichen Schrecken, wenn sie etwa von dem Kind erzählt, das sich in der Schlange vor der Kasse im Supermarkt nicht von dem Objekt seiner Begierde trennen will und dadurch zehn Leute blockiert, die dabei sind auszurasten. Sie berichtet von dem gefährlichen Abenteuer, das jedes Ausgehen bedeutet. Sie schreibt von der Weigerung des Kindes, auf die Toilette zu gehen. Um mit ihrem Kind Kontakt zu haben, um mit ihm zusammen zu sein, nimmt sie jede Verrücktheit in Kauf. Dennoch entgleitet es ihr immerzu. Bis zu dem Tag, da es zu reden anfängt und einen neuen Namen annehmen will. Auf diese Weise negiert es, daß sich seine Eltern in dem ihm verliehenen Namen auch selbst verkörpern wollten. Die Mutter ist einverstanden und nennt ihren Sohn fortan bei seinem zweiten Vornamen, den er auch bis zu dem Tag benutzt, an dem er seine Identität annimmt.

Natürlich teile ich nicht die therapeutischen Ansichten dieser Mutter, die im übrigen die nahegelegene Tagesklinik und die sie besuchenden Kinder als »Sabberer« ablehnt. Dennoch bewundere ich ihre Selbstüberwindung, das Kind so zu nehmen, wie es ist, auch wenn sie es zu Verhaltensänderungen zwingt. Dadurch, daß das Kind eine vorübergehende Identität annimmt, bestätigt es, daß das Drama des Autismus vor allem den Bereich der Identität und der Wahrnehmung des Generationenwechsels betrifft. Der kleine Jean will sich zuerst selbst erschaffen, zu Sylvestre werden. Als das Kind zur Mutter sagt: »Jean ist tot«, stimmt sie ihm zu, obwohl Jean »ihr« Kind war. Sie ist damit einverstanden, fortan den neuen Sylvestre liebzuhaben. Sie tut alles, um ihren »kleinen Prinzen« zu zähmen. Aber er ist ein Kannibale, er verschlingt seine Mutter. Das vermittelt sich dem Leser, als sie über ihren Beruf als Schriftstellerin spricht, den sie nicht mehr ausüben kann: Das Kind hat ihre Kreativität usurpiert und gelähmt. Deswegen spricht das Buch über den Sohn: Er hat gewonnen, doch sie gibt sich nicht geschlagen. Sie schreibt. In ihre Erzählung führt sie eine Frau namens Blanche ein, eine

Frau, die an unerwiderter Liebe stirbt. Weil sie niemals von dem Mann, den sie liebt, berührt wurde, grämt sie sich, und ihre Haut wird daraufhin immer trüber wegen einer schrecklichen Hautkrankheit, die in mir Erinnerungen an Esther Bick und Donald Meltzer wachruft. Ich weiß nicht, was sich bei dieser Schriftstellerin auf Intuition und was sich auf Unterbewußtsein zurückführen läßt, doch ihre Heldin scheint ein Ebenbild jener schmerzlichen Verletzung zu sein, die das Kind seiner Mutter zufügte: Weil es eine lebenswichtige Liebe nicht erwiderte, verschlimmerte es sie nur noch. Anfangs haben wir von jenem Schrecken gesprochen, den das Kind als ein Abreißen seiner Haut empfindet. Hier sehen wir, daß so ähnlich auch die Schmerzen einer Mutter sind.

Da Schmerz verrückt macht, sucht die Autorin darauf mit einer noch verrückteren Liebe zu reagieren. Obwohl auch ihre anderen Kinder in dem Buch vorkommen, verliert sie doch kein einziges Wort über deren Vater. Vor fünfzehn Jahren hätte ich darin einen Hinweis gesehen und den Grund dafür gesucht. Heute sehe ich darin nur eines: das Ziel einer Mutter, die psychische Geburt ihres Kindes gegen dessen Willen zu vollenden. Zudem glaube ich, daß sich dieses noch unstrukturierte Kind seiner Mutter zuwendet, als ob sie das einzige Lebewesen auf der ganzen Welt wäre, und sie ihm hierin folgt.

Die Überzeugungskraft dieses Bekenntnisses ist jenen Filmen ähnlich, die eine Art »Heilung« durch grenzenlose Aufopferung der Eltern zeigen.[16] Verstören könnte es freilich jene Eltern, die nicht ihre ganze Zeit einem einzigen Kind opfern können. Auch bezweifle ich aus Erfahrung, daß ein solches Opfer jemals belohnt wird. Es funktioniert nämlich nicht in dem Sinn, daß sich das Kind daraufhin dem Leben gegenüber öffnet und mit anderen kommuniziert. Sowohl bei Schopler-Anhängern als auch seitens der Bettelheim-Schule mag Françoise Lefèvre mit ihren Thesen Zuspruch finden, da sie ihren Sohn auf eine ganz normale Schule schickt und gleichzeitig jene Art von Mutter sein will, die dem Kind eine zweite Geburt ermöglicht. Wir wollen sie nicht von unserem Standpunkt überzeugen, zumal das angesichts ihrer beharrlichen Treue zu sich selbst schwierig sein dürfte. Doch lassen wir noch einmal Lilis Mutter zu Wort kommen. Zu Beginn der Behandlung ihrer Tochter erklärte sie sich bereit, sich von ihr zu trennen. Als Lili uns mit acht Jahren verließ und ich sie bat, der Veröffentlichung ihrer Geschichte in diesem Buch zuzustimmen, sagte sie sofort unter folgender Bedingung zu: »Schreiben Sie bitte, daß man auch mit einem autistischen Kind zu einem normalen Leben zurückfinden kann.«

Neue Fragen

»Der kleine Menschenfresser-Prinz« von Françoise Lefèvre erzählt auf sehr anrührende Weise von einer der größten Ängste des Kindes. Seine Mutter hat davon erzählt, daß er sein großes Geschäft nie auf der Toilette erledigte und daß er Luftballons nicht ausstehen konnte. Als Jean/Sylvestre eines Tages mal wieder auf der Toilette saß, war seine Mutter mit ihrer Geduld am Ende, schrie, daß sie es nicht mehr ertragen könne, und zerbrach ihre Haarbürste an der Kante des Waschbeckens. »Drück! Um Himmels willen, drück doch endlich!« schrie sie dabei. Durch das Zerbrechen der Bürste und den Wutausbruch seiner Mutter geschockt, machte der Junge tatsächlich sein Geschäft. Sie selbst war durch ihren eigenen Haßausbruch und die Tatsache, daß es solcher Anstrengungen bedurfte, damit ihr Kind eine so simple Angelegenheit schaffte, ebenfalls schockiert. Da hörte sie den immer noch auf der Toilette sitzenden Jungen entsetzt fragen: »Sag, Mama, wenn man so drückt, kann dann die Lunge explodieren? So explodieren wie ein Luftballon?«

Ich habe mir das Verhältnis des autistischen Kindes zu seiner Mutter – immerhin seinem ersten Liebesobjekt – ähnlich dem eines im All schwebenden Astronauten vorgestellt, dessen Sicherheitsverbindung zur Raumstation gerissen ist. Dann würde er sich mit aller Kraft an die Station klammern. Aber ich konnte mir nicht vorstellen, daß ein autistisches Kind Angst vor dem Zerplatzen haben könnte. Erinnern wir uns noch einmal an die Angst des von Kanner beobachteten kleinen Jungen, der sagte, gasgefüllte Ballons könnten platzen. Tustin hat uns das »schwarze Loch« beschrieben, Meltzer die papierene Haut. Die Worte der autistischen Kinder belegen, daß es sich hierbei nicht um abstrakte psychoanalytische Begriffe, sondern um schreckliche und ergreifende Wahrheiten handelt.

Wenn auch der Ursprung des Autismus im dunkeln liegt, sollte man doch diese Ängste nicht leugnen – weder durch eine Schoplersche Erziehungstechnik, die nur die Erwachsenen schont, noch durch Schuldzuweisungen an die Mütter, wie Bettelheim es tat, der allein in ihrem Fehlverhalten die Ursache des Autismus sah. Klar also ist, was man nicht tun soll, weniger klar und unendlich schwieriger zu beantworten ist die Frage, was man tun soll.

Auch die Leser dieses Buches können bei der Behandlung autistischer Kinder mithelfen, wenn sie sich deren wahnsinnige Angst bewußt machen, etwa bei einer zufälligen Begegnung – auf der Straße, in einem Kaufhaus, einem Park – mit einem normal scheinenden Kind, dem der Kot aus der Hose auf die Schuhe läuft oder auf den Sand, in dem auch ihr Kind spielt, oder ins Wasser eines Planschbeckens, oder das einen Wutanfall bekommt, der sämtliche Umstehenden lähmt. Dann wird man auch besser die Väter und Mütter verstehen, die durch dieses nicht zu bändigende Verhalten ständig gepeinigt werden. Damit Eltern und Erzieher diesen Kindern besser beibringen können, wie sie sich »draußen« im Alltag zu verhalten haben, bedarf es einer toleranten Haltung der Gesellschaft.

Welche Gewalt ist für jeden Fortschritt nötig?

Muß man der Angst der Kinder mit noch größerer Heftigkeit entgegentreten, um Fortschritte zu erzielen? Wir haben gesehen, wie gewaltig, wie intensiv die Ängste der

Kinder sein können. Ist es legitim, ihnen einen noch heftigeren Schrecken entgegenzusetzen? Kann man das von den Eltern überhaupt verlangen?

Erinnern wir uns noch einmal, daß die Mutter von Jean/Sylvestre, indem sie seine Namensänderung akzeptierte, bewiesen hat, wie weit sie ihrem Sohn in dessen Welt zu folgen bereit ist. Dabei nimmt sie das Risiko in Kauf, ihn in den Autismus zu begleiten, anstatt ihn herauszuführen. Lilis Erzieher hatte damit Erfolg, daß er sie einmal während eines Ausritts angebrüllt hatte. Wutanfälle eines sich um autistische Kinder kümmernden Erwachsenen kommen tief aus seinem Innersten und erweisen sich letztlich als segensreich. Sie sind niemals vorprogrammiert und passieren am Ende von Phasen unglaublicher Geduld. Ist es überhaupt legitim, von den Fachleuten zu verlangen, sich vollständig aufzuopfern und wegen jedes kleinen Fortschritts sich über lange Zeit den Kopf zu zerbrechen?

Als provisorische Lösung schlage ich vor, daß die notwendige Gewalt, die den Autismus schachmatt setzen soll, in der gemischten Kindergruppe stattfindet. Die Rolle der Erwachsenen dabei ist die, zu verstehen und zu beschützen, wie wir dies bereits in unserer Tagesklinik praktizieren.

Natürlich werden dadurch nicht alle Probleme gelöst. Wenn Lili zum Beispiel wegläuft, regt das lediglich den sie betreuenden Erwachsenen auf und nicht die anderen Kinder.

Das »terroristische« Kind

Diese Metapher muß man heutzutage mit Vorsicht verwenden, sie soll auf keinen Fall irgendeine Sympathie meinerseits dem Terrorismus gegenüber ausdrücken. Die Beziehungen zwischen Kind und Eltern ließen mich jedoch, ebenso wie die zwischen Kind und Therapeuten, des öfteren an diesen Begriff – im weitesten Sinn des Wortes – denken.

Der Terrorist ist ein Verzweifelter. Weil er am Ende ist, ist er gefährlich. Im übrigen lassen sich bereits viele Polizisten von Psychologen beraten, die dadurch in eine paradoxe Situation geraten. Mein Fall ist das nicht. Auch wenn der Terrorismus des autistischen Kindes in der Lage ist, das Leben seiner Eltern zu zerstören oder seine Erzieher zu zermürben, so ist dieser Terrorist doch vor allem der Zerstörer seiner selbst, weil er gelegentlich sein eigenes Leben aufs Spiel setzt, wie Fabien, der partout nicht essen wollte. Wenn wir hier von »Terrorismus« sprechen, bezweifeln wir keineswegs die Angst des Kindes. Wir erkennen im Gegenteil deren Gewicht auch für seine Angehörigen an.

Der Terrorist benötigt eine Geisel, und diese Geisel kann er selbst sein. Wer glaubhaft damit droht, sich umzubringen, erhält über die, die ihn lieben, eine schreckliche Macht. Das autistische Kind verfügt gleich über zwei Geiseln, um seine Eltern zu terrorisieren: einmal über das Kind, das es selbst ist und in Gefahr bringen kann, und zum zweiten über das Kind, das seine Eltern sich wünschen und von dem sie träumen, daß es einmal so werde, und das unter den Behinderungen und Hemmnissen des Autismus stark zu leiden hat. So sehr es notwendig ist, mit den für das reale Kind lebensgefährlichen Elementen fertigzuwerden, so sehr können die Eltern, wenn sie den Mut dazu finden, die Allmacht des Kindes verringern, indem sie selber ihre Träume aufgeben. Damit will ich keinesfalls sagen, daß ihre Wünsche unnormal oder gar schädlich seien. Es handelt sich lediglich um einen taktischen Gesichtspunkt.

Wenn der von einem Geiselnehmer bedrohte Staat nun

selbst die Geiseln tötet, beraubt er den Terroristen radikal seiner Druckmittel. Mit diesem Vergleich habe ich ein wenig Mühe, denn ich fürchte, daß so etwas bereits in der Wirklichkeit vorgekommen ist ... Ich spreche im Gegenteil von dem, was wir opfern können, ohne deswegen sterben zu müssen: unsere Stellung oder unser Image. Man stelle sich vor, daß ein Erpresser einem Politiker damit droht, seine skandalöse Vergangenheit ans Licht der Öffentlichkeit zu zerren. Wenn der Politiker nun selber diese Vergangenheit und den Erpressungsversuch in einer Pressekonferenz enthüllt, nimmt er seinem Gegner alle Macht über sich und kann ihn zudem ins Gefängnis bringen. Zwar mag er dadurch bei einigen Hochachtung erringen, er gefährdet aber ganz sicher seine politische Zukunft. Auch wenn er nicht mehr dieselben politischen Chancen hat, wird er jedenfalls daran nicht zugrunde gehen. Falls es ihnen nicht unzumutbar ist, schlage ich den Eltern autistischer Kinder also vor, ihr Traum-Kind zugunsten des echten, wirklichen Kindes aufzugeben, damit dieses sich besser entwickeln kann. Françoise Lefèvre hat akzeptiert, daß »ihr« Jean von Sylvestre »getötet« wurde. Ein paar Jahre später wird ihr Sohn wieder seinen richtigen, seinen ersten Namen annehmen und sie so belohnen.

Ich verlange also nicht von den Eltern, »alle Hoffnungen fahren zu lassen«, wie es denen geraten wird, die Dantes Hölle betreten. Um der Hölle, die ihnen ihr Kind bereitet, zu entkommen, verlange ich von ihnen nur, daß sie alles aufgeben, was nicht von vitaler Bedeutung für das Ausbrechen aus dieser Hölle ist. Und daß sie ihr Kind so schnell wie möglich aus seinem Autismus zu erlösen versuchen.

Maßnahmen gegen den Terrorismus

Nachdem sie ihre Illusionen hinsichtlich des sehnlichst gewünschten, ganz normalen Kindes mutig aufgegeben und ihre Träume zurückgestellt haben, sind die Eltern auf die Auseinandersetzung mit dem kindlichen Terrorismus vorbereitet. Sie können und müssen sich vor ihm schützen.

Niemals dem Terrorismus nachgeben

So wie wir auf Gewalt verzichtet haben, um bei dem Kind etwas durchzusetzen, so wichtig ist es auch, der Gewalttätigkeit von seiten des Kindes nicht nachzugeben. Mit »Bang! You're dead« hat Alfred Hitchcock einst einen kleinen, schockierenden Film über ein Kind gedreht, das mit einer geladenen Pistole durch sein Viertel läuft, davon überzeugt, daß es sich lediglich um das von seinem Onkel versprochene Spielzeug handelt. Man kann sich gut das Trauma vorstellen, das sich bei einem Kind in Wirklichkeit entwickelt, das unter solchen Umständen jemanden getötet oder verletzt hat. Desgleichen darf man nicht zulassen, daß ein autistisches Kind seine Familie zerstört, da es, auch wenn es die Macht der von ihm benutzten Waffen nicht kennt, an der Schuld sein ganzes Leben lang tragen wird.

Wenn ein Kind von Geburt an seine Eltern daran hindert auszugehen, sie daran hindert, miteinander zu schlafen, weil der Vater auf der Couch im Wohnzimmer übernachtet; wenn es die anderen Geschwister ständig unter Hochspannung hält; wenn für alle die Zeit lähmend stillsteht – dann muß dem Einhalt geboten werden. Wenn wir es nicht dazu zwingen können, wie wir zu sein, dürfen wir ihm auch nicht erlauben, das ganze Familienleben zu beherrschen.

Wenn ein Elternteil ganz allein ihm zu widerstehen versucht, riskiert er, beim Kind noch mehr Energie zu entfesseln. Besser ist Nachgeben.

Sagt ein Elternteil zu dem Kind: »Wie schade, daß du heute nicht mit mir kommen willst. Bleib ruhig zu Hause bei deinem Bruder (oder deiner Mutter, oder wem auch immer). Dann nehme ich eben deinen Bruder auf meinen Spaziergang mit«, dann verliert das Kind die Macht, jedermann zu paralysieren. Wenn auch ein schrecklicher Wutanfall daran nichts ändert, weil eine zuverlässige Person bereit ist, diesen aufzufangen, dann verliert das Kind seine Macht, alles zu blockieren, während es gleichzeitig respektiert wird. In einem solchen Fall würde ich ihm eine Art Traurigkeit vorspielen, die Vater oder Mutter, die sie zum Ausdruck bringen, nicht völlig empfinden sollten. Denn wie wir wissen, bemerken autistische Kinder die Schwermut oder Traurigkeit ihrer Angehörigen sehr wohl. Hier handelt es sich nicht um ein unlauteres: »Schau, wie weh du mir getan hast«, sondern darum, die ehrliche Trauer darüber auszudrücken, daß das Kind an diesem Tag die ihm angebotene Möglichkeit der Öffnung nicht genutzt hat. Man ist also nicht wegen des Kindes, sondern für dieses traurig.

Vorgespielte Traurigkeit als Antwort auf den Terrorismus

Wenn einem ein Heranwachsender eines Tages erklärt, daß er die Schule aufgeben wolle, um ein Rockstar zu werden – oder wegen eines anderen für ihn wichtigen Grundes –, man selbst aber nur an eine vorübergehende Vorliebe glaubt, sollte man besser nachsichtig und geduldig sein. Vor allem, wenn harsche elterliche Autorität nur dazu führt, daß sämtliche Brücken zwischen den Generationen abgebrochen werden und der Heranwachsende in seiner Entscheidung lediglich gehemmt wird. Eltern sollten besser ihre Grenzen anerkennen. Man sollte bedenken, daß auch ein Heranwachsender das Recht hat, seine Zukunft zu »verpfuschen« (ebenso wie das Recht, hoch zu pokern und zu gewinnen …), und daß die Zukunft letztlich ihm gehört. Wenn man in der Lage ist, von einem »Tu mir das nicht an!« zu einem »Schade, daß du alle Türen hinter dir zuschlagen willst« zu kommen, eröffnen sich mehr Chancen, in wesentlichen Dingen angehört zu werden. Ohnehin handelt es sich nur um die Anerkennung der Realität: Die Jugendlichen werden sehr schnell volljährig. Aber die Liebe der Eltern ist auch eine Realität. Niemand kann sie daran hindern, ihre Gefühle gegenüber dem Umgang ihrer Kinder mit der ihnen zugestandenen Freiheit zu äußern. Diese Wahrheit hat also ein großes Gewicht.

Einmischung eines Dritten

Um Verschmelzung zu vermeiden, ist das Eingreifen von außen von grundlegender Bedeutung. Sowohl in seinem Verhältnis zum Kind als auch zum anderen Elternteil kann jeder Elternteil den außenstehenden Dritten spielen. Das ist beinahe die Definition der normalen Vaterrolle. Man kann so der gegenseitigen und gnadenlosen Allmacht entkommen, für den Fall, daß man sich nicht versteht. Indem wir den Eltern zeitweise die Kinder nehmen, übernimmt auch unsere Tagesklinik diese Rolle. Durch unsere massive Einmischung in die tägliche Realität des Kindes wird es diesem schwergemacht, sie per autistischer Abwehr zu negieren. Dennoch dauert es einige Monate, bis die Kinder dies zu verstehen scheinen. Das geschieht dann, wenn sie entdecken, daß sie selber neue und enge Beziehungen zu jenen Fremden knüpfen können, die sich mit ihnen beschäftigen.

Überläßt man einem Kind ein Konstruktionsspiel, das aus Verbindungsstäben und Gelenkkugeln besteht, die nur ein einziges Loch haben, kann es nichts damit anfangen. Es kann lediglich zwei Kugeln miteinander zu einer Zweierverbindung montieren. Wenn die Kugeln aber mehrere Löcher haben, so daß man Dreiecke konstruieren und diese wiederum miteinander verbinden kann, wird es sehr viel interessanter. Wenn schließlich vier Dreiecke eine Pyramide bilden, die mit anderen in Beziehung tritt, kann das Kind eine ganze Stadt bauen.

Die Öffnung der Mutter-Kind-Zweierbeziehung durch eine Institution, die die Rolle eines Dritten spielt, darf nicht zu einer anderen Zweierbeziehung zwischen Familie und Institution werden. Gesund ist es, wenn noch andere Dritte eingreifen, nicht nur in der Institution, sondern auch von außen. Für uns kommt zum Beispiel das Sozialamt, dem wir unterstellt sind, in Frage, oder eine Verwaltungsinstitution wie die uns angeschlossene Universität, oder Kollegen anderer Institute, denen wir von unseren Erfahrungen berichtet haben, oder, ganz außerhalb des Kreises der Fachleute ... Sie, die Sie diese Zeilen lesen.

Außenstehende Institutionen, aber auch Gesetze, die die Eingriffe (manchmal widersprüchlich) regeln, haben allesamt einen strukturierenden Charakter, der den Zugang des autistischen Kindes zu Symbolen der Beziehung und also auch zur Sprache fördern kann. Sie reproduzieren in der Tat fortlaufend Dreiecke, vergleichbar jenem ödipalen Kind-Mutter-Vater-Dreieck, von dem aus weitere Dreiecke zu den Großeltern führen. Und wenn das Kind dann selber Kinder hat, kann sich diese durch verschiedene Geschlechter und Generationen geschaffene Struktur fortsetzen.

Kann man einen anderen als Person begreifen, wenn man sich selbst nicht begreifen kann?

Ein aufmerksamer und kritischer Leser mag bemerkt haben, daß ich gelegentlich das autistische Kind als eine Art psychischer Oberfläche betrachtet habe, das nur durch Anhaftung an eine andere Psyche existiert. Ihm mag meine Behauptung an anderer Stelle dieses Buches aufgefallen sein, daß das autistische Kind die Schwermut eines anderen Menschen zu verspüren vermag und daß ich erzieherische Maßnahmen am Beispiel ganz normaler Heranwachsender vorgeschlagen habe. Dasselbe kann man bei Meltzer oder Tustin finden. Diese Widersprüchlichkeiten mögen mit dem heterogenen Ablauf zusammenhängen, der beim Verlassen des Autismus zu beobachten ist, wo sehr unterschiedlich abgestufte Wirkungen sowohl nebeneinander als auch nacheinander existieren können. Doch das erklärt nicht alles. Es handelt sich hier auch nicht um einen schuldhaften Leichtsinn innerhalb der intellektuellen Stringenz der Darlegung. Der Widerspruch existiert. Die Anhänger von Mélanie Klein entledigen sich seiner auf recht seltsame Weise. Sie nehmen einfach an, daß gewisse angeborene Merkmale erst im nachhinein auftauchen, etwa wenn eine Beziehung sich aufbaut. Das rechtfertige es, das Kind in einem gewissen Maß zu überfordern. Ich persönlich kann dazu nichts sagen, auf jeden Fall aber hat die klinische Beobachtung der Kinder solche inkohärenten Abstufungen von Entwicklungsabfolgen gezeigt. Leider sind Kinder ständig widersprüchlich. Da sie uns ja nicht in erster Linie verwirren wollen, müssen wir einsehen, daß auch wir gelegentlich mit unserem Begriffsvermögen scheitern. Dieses Geheimnis gilt es auch heute noch zu entschlüsseln.

Fabien ist dafür ein gutes Beispiel. Nachdem er über ein Jahr in der Tagesklinik war, schenkten ihm seine Eltern ein Aquarium mit Fischen. Sie wollten ihm damit eine Möglichkeit eröffnen, eine vertraute und nicht beunruhigende Form in sein Universum aufzunehmen. Zu ihrer großen Enttäuschung beachtete er den Aufbau des Aquariums in seinem Zimmer nicht und verließ es. Als er zurückkam, hatte er, der niemals nur ein Wort sprach, eine Spielzeugangelrute in der Hand. Bekanntermaßen geht man davon aus, daß autistische Kinder Darstellungen nicht verallgemeinern können und zur Verstellung unfähig seien. Es gibt also noch viele Rätsel zu lösen, um zu begreifen, wie ein Kind, das hierzu fähig ist, in anderen Bereichen so vollständig jegliche Symbolisierung blockiert. Darüber kann ich nur Vermutungen anstellen.

Ein Satellit ohne Planet

Während des Psychodramas mit Fabien gab es Situationen dieser Art, in denen wir nicht wußten, ob wir träumten. Es ist ein Vorteil, in solchen Fällen zu mehreren zu sein, da kollektive Wahnvorstellungen eher selten sind. Eine der möglichen Hypothesen geht davon aus, daß das autistische Kind fähig ist, einen Teil unserer psychischen Abläufe zu nutzen, um ein für es ungewöhnliches psychisches Niveau zu erreichen, wozu es allein nicht fähig ist. Das Kind wäre in dieser Vorstellung ein wenig in der Situation einer »Satellitenpsyche«, die nur dann in Funktion treten kann, wenn sie eine Wechselbeziehung mit einem Planeten eingeht, der für sie eine unerläßliche Ergänzung ist und sie im Raum festhält.

Kommen wir noch einmal zu der Fähigkeit der Autisten zurück, sich in die Schwermut eines anderen hineinzuversetzen. Am Anfang seines Lebens, als notwendige Voraussetzung für seine geistige Entwicklung, ist die Psyche eines Säuglings auf symbiotische Art mit der Psyche seiner Mutter verbunden. Daraus folgt, daß das zur eigenständigen Entwicklung unfähige Kind weiterhin wie eine Art psychisches Organ des Geistes seiner Mutter funktioniert. Für das Kind würde ein großer Vorteil darin liegen, daß es für die Mutter eine unverzichtbare und lebenswichtige Funktion erfüllt, was ihm Sicherheit hinsichtlich der Stabilität der so geschaffenen Verbindung geben würde. Es verhielte sich also wie eine Art »antidepressives Organ«. Kein Wunder, daß diejenigen, die diese engen Mutter-Kind-Beziehungen beobachten, den Müttern vorwerfen, ihre Kinder zu sehr an sich zu binden. Aber so wie eine Rakete, die mit zu geringer Kraft in Richtung eines anderen Planeten geschossen wird, nicht der Erdanziehungskraft entfliehen kann, sondern die Erde in ihrem Magnetfeld weiterhin umkreist, ohne daß diese etwas dafür kann, so bleibt auch das autistische Kind weiterhin der Sphäre seiner Mutter verhaftet, die dafür nicht verantwortlich zu machen ist. Umgekehrt können wir jene Mütter begreifen, die sich schwer von ihren Kindern trennen können, weil sie von ihrer Unersetzlichkeit überzeugt sind.

Die beim Psychodrama funktionierende Gruppendynamik ermöglicht es dem Kind, sich wie in eine Sternenkonstellation einzufügen, ohne das Schwerkraftfeld eines einzelnen Sterns fürchten zu müssen, dem es nicht entfliehen und auf das es ebensowenig verzichten kann.

Der kleine Prinz von Saint-Exupéry hat viele Planeten erforscht, ehe er das Vertrauen eines in der Wüste gestrandeten Fliegers gewinnen kann. Doch ich langweile möglicherweise jene, die allergisch gegenüber Weltraumvergleichen sind. Man könnte auch ein anderes Sinnbild nehmen: die Parallele zwischen biologischer und psychischer Geburt.

Nachdem die mütterliche Psyche die embryonale Psyche des Kindes im Sinne einer »psychischen Haut« (Esther Bick) enthalten hat, vollzieht sich die psychische Geburt in Stufen.

Stellen wir uns einmal ein Kind vor, das, biologisch gesehen, keine Plazenta zwischen sich und dem Mutterkörper entwickelt hat, die im Augenblick der Geburt helfen könnte, es vom Körper der Mutter abzulösen: Das Kind würde tatsächlich zum Organ im Körper der Mutter. Eine Trennung käme für beide einem Auseinanderreißen gleich, das für beide eine tödliche Blutung zur Folge hätte. Wenn ich nun von einem psychischen Organ der Mutter spreche, so meine ich lediglich jene von uns bei autistischen Kindern beobachtete Beziehung zur Mutter, ohne die das Kind sterben würde. Aber das Unglaubliche dieser Beziehung kommt daher, daß sie sich entwickelt, *ohne daß das Kind selbst zum Subjekt wird.* Ich bin also zu der Überzeugung gelangt, daß das autistische Kind zwar die Existenz seiner Mutter wahrnimmt, seine eigene Existenz jedoch nicht als von der seiner Mutter verschieden begreift.

Damit stelle ich die Definition des Autismus als absolute Nichtkommunikation in Frage. Fortan werde ich Autismus als *Unfähigkeit zur normalen Kommunikation* definieren. Das wesentliche Problem liegt in der Identitätsfindung und der fehlenden Möglichkeit wahrzunehmen, daß man in seiner

Beziehung zum anderen auch das Subjekt seiner eigenen Liebesregungen und Haßgefühle ist. Für mich ist Autismus also keine krankhafte Kommunikationsstörung – eine tragische Folge, keine Ursache –, sondern eine Erkrankung der gesamten Persönlichkeit.

Diese paradoxen Wechselwirkungen dürfen nicht dazu führen, die Mütter verantwortlich zu machen, denn sie sind das Werk des Kindes. Daß die Mutter dabei mitmacht, sichert auf jeden Fall sein Überleben.

Um das Wesen dieser Wechselwirkungen zu erforschen und besser zu verstehen, braucht es noch enorm viel Arbeit. Dabei werden wir auch noch eine Menge über die Geburt unserer eigenen Psyche erfahren.

Reden, symbolisieren

Eine unserer wichtigsten Herausforderungen besteht darin, bei den Kindern die Fähigkeit zu symbolisieren zu wecken. Man tritt in die Welt des Kindes ein, indem man akzeptiert, mit ihm auf extrem archaische Weise zu kommunizieren, weil es sich nur so verständlich machen kann. Doch wie soll man anschließend die Herausbildung der kindlichen Persönlichkeit in dem so begonnenen Austausch fördern? Darin liegt für mich die grundlegende technische Frage.

Das autistische Kind hat keine eigene Stimme in dem Sinn, daß es nicht für sich selbst sprechen kann, so wie etwa jemandem die Unterschriftsberechtigung fehlt. Stellen wir uns einmal vor, daß wir während einer internationalen Konferenz unseren Staatssekretär des Außenministeriums im geselligen Kreis zusammen mit Journalisten treffen. Von diesem hohen Staatsbeamten, der selbst die Strategie der Regierung entwickelt hat, werden wir nur und ausschließlich seine persönliche Meinung über die gerade stattfindende Konferenz erfahren, für die sich jedermann interessiert. In gewisser Weise verhält er sich wie ein Autist, weil er sich etwa über das Wetter oder den touristischen Charme des Ortes ausschweigen wird. Er kennt beides, kann aber unter keinen Umständen im Namen seines Landes darüber reden, selbst nicht als verantwortlicher und kompetenter Vertreter seines Landes. Er sieht sich eben als Organ des Staatskörpers.

Auf der anderen Seite kann derselbe Mann während einer Verhandlung als Stellvertreter des Ministers aggressiv und standhaft gegenüber einem Kollegen aus dem Ausland seine Meinung vertreten – auch wenn er den anderen persönlich schätzt –, vor allem, wenn die beiden Länder im Konflikt miteinander sind.

Ähnlich ergeht es den Autisten: Wenn sie schon nicht in ihrem Namen sprechen können, können sie dennoch namens ihres Liebesobjektes handeln. Als während einer unserer regelmäßigen Besprechungen eine Mutter mir gegenüber sehr aufgebracht war, spürte das die anwesende Tochter sofort. Plötzlich kam dieses autistische Kind, das zuvor niemals aggressiv gewesen war, auf mich zu und kratzte mich heftig auf der Stirn. Sie nahm wohl an, daß ich ihre Mutter verletzt hatte, oder war zumindest auf die Aufmerksamkeit eifersüchtig, die ihre Mutter mir gegenüber zeigte. Doch vor allem glaube ich, daß sie genau das tat, was ihre Mutter gerne getan hätte. Sie war sozusagen der ausführende Arm ihrer Mutter.

Wovor hast du Angst?

Während einer wissenschaftlichen Veranstaltung vor einigen Jahren habe ich einen Film über ein etwa zehnjähriges autistisches Kind gesehen, dem es nach mühsamen Erziehungsversuchen gelang, sich mittels der Buchstaben des Scrabble-Spiels verständlich zu machen. Auch wenn es nicht sprechen konnte, konnte es doch auf diese Weise auf kurze Fragen Antwort geben, wußte etwa den derzeitigen französischen Präsidenten wie auch seinen Vorgänger zu nennen. Während es seine Vorstellung gab, bemerkte ich, daß sich das Kind in ständigem Körperkontakt mit seiner Mutter befand, die es entweder um die Schulter faßte oder ihm die Hand auf den Rücken legte. Tricks waren ausgeschlossen, da diese bei dem Kind Fähigkeiten vorausgesetzt hätten, die über die zur Beantwortung der Fragen nötigen Fähigkeiten hinausgegangen wären. Ich bin davon überzeugt, daß für dieses Kind der physische Kontakt zur Mutter ausschlaggebend war, damit es sich auf dieser Kommunikationsebene durch das geschriebene Wort ausdrücken konnte – was diese Art beidseitigen, psychischen Funktionierens beweist, wie ich es zu beschreiben versucht habe.

Der Interviewer des Kindes, das immer noch den Kontakt zu seiner Mutter hatte, beendete seine Fragen auf eine sehr anrührende Art, die gleichsam all jene Fragen, die wir uns stellen, beinhaltete: Wer spricht denn nun von beiden? Welche Ängste stehen die in ihrem Schweigen eingeschlossenen autistischen Kinder aus?

Er fragte das Kind direkt, wovor es Angst habe. Vor der Kamera legte es dann die Buchstaben T-O-D.

Lili entwickelt sich

Nachdem Lili bereits zwei Jahre bei uns war, erzählten ihre Eltern Dr. Boudon, wie übel sie ihnen mitgespielt habe. Als sie einen ruhigen Tag bei sich zu Hause verbrachten, schloß Lili sie in ihrem Schlafzimmer ein und irrte daraufhin in der Wohnung herum, ohne auf das Rufen der Eltern zu reagieren. Glücklicherweise hatten sie im Schlafzimmer ein Telefon, so daß sie eine Nachbarin zu Hilfe rufen konnten. Abgesehen von diesem Vorfall jedoch fand ihre Mutter, daß Lili im Alltag »viel netter« geworden sei. Ihren Vater aber schienen Lilis Probleme immer noch zu belasten. Wir verstanden nun auch besser, was er hinter seiner zynischen, pessimistischen Fassade verbarg, wenn er nicht nur klagte, daß das Leben seiner Tochter »vertan« sei, sondern auch voller Verzweiflung meinte: »Wenn sie nicht gesund wird, ist auch mein Leben futsch.«

Zwei Monate später, nach der Rückkehr aus den Sommerferien, wurden die Eltern Zeugen von Lilis außergewöhnlichen Fortschritten. Die Ferien hatten sie in Deauville verbracht, wo Lili besonders am Strand sehr glücklich war. Wenn sie sich einmal von den Eltern entfernte, kam sie immer wieder zurück. Die Situation mit ihr schien sich langsam zu entspannen. Obwohl sie Lili früher niemals an öffentliche Orte hatten mitnehmen können, hatte sie nun, am Ende der Ferien, Gefallen daran gefunden, sich auf eine der Terrassen der Cafés zu setzen, die an der Planken-Promenade am Meeresstrand lagen.

Während sich die Dinge also mit dem Kind zum Besseren wendeten, wurden die Beziehungen zwischen den

Eltern schlechter. Im Dezember erfuhren wir, daß sie sich trennen wollten. Nachdem der Vater sich eine eigene Wohnung genommen hatte, vollzog sich die Trennung in den folgenden zwei Monaten.

Wir fragen uns natürlich, ob Lili bei dieser Trennung irgendeine Verantwortung trägt. Als wir der Mutter diese Frage stellen, verneint sie das. Lilis Krankheit habe vielmehr erst die tiefen Meinungsverschiedenheiten und unterschiedlichen Lebensansichten zwischen ihnen zum Vorschein gebracht. Lili lebt also fortan allein mit ihrer Mutter und versucht, bei ihr im Bett zu schlafen. Doch das will die Mutter nicht zulassen – wir erinnern uns, daß das einmal den Besuch einer Sozialarbeiterin zur Folge hatte. Sie richtet es so ein, daß sie sich selbst einen persönlichen Freiraum schafft. Geht sie aus oder trifft sich mit Freunden, läßt sie Lili beaufsichtigen. Eine sehr normale Angelegenheit, finde ich, mehr noch für ihre Tochter, die auf diese Weise weder das vom Vater aufgegebene Terrain besetzen noch zu sehr die Mutter in Beschlag nehmen kann.

In der Tagesklinik

Sie nimmt an verschiedenen Gruppen teil, die die Neugier der Kinder stimulieren. Da gibt es zum Beispiel eine, in der die unterschiedlichen Empfindungen erforscht werden – etwa die Unterschiede zwischen hart und weich, heiß und kalt, glatt und rauh – und in der diese Empfindungen verschiedenen Formen zuzuordnen sind. Dabei benutzen meine Kollegen vor allem Gegenstände, die sie vorher zusammen mit den Kindern auf ihren Spaziergängen im Wald aufgelesen haben: Blätter, Moos und Kastanien mit oder ohne stachelige Hülle. Da das Ergebnis enttäuschend

ist, müssen wir auf weniger natürliche Gegenstände zurückgreifen, die den Kindern allerdings vertrauter sind,
wie Schwämme mit unterschiedlicher Struktur und Bälle
in verschiedenen Formen und Farben. Die Untersuchungen der Kinder werden dabei von den Erwachsenen ver-
balisiert. Daraufhin sollen die Kinder versuchen, die Objekte entsprechenden Körperteilen zuzuordnen. Lili war
von den verschiedenen Empfindungen, die die Gegenstände auf ihrer Haut hervorriefen, fasziniert und fand
Gefallen an der Erforschung mit dem Mund. In der letzten
Gruppe am Ende des Jahres sagt sie, die bisher praktisch
nie ein Wort gesprochen hat, das Wort »Filzstift«, als sie
einen haben will. Und ein paar Augenblicke später fügt sie
noch das Wort »rot« hinzu ...

Auch beim Reiten zeigt Lili weiterhin viel Freude und stellt
uns dennoch immer wieder vor unerwartete Probleme,
wenn sie die Pferdeäpfel essen oder an dem Salzstein der
Tiere lecken will. Immerzu muß man mit ihr schimpfen
und böse sein – und vor allem die ganze Zeit höchst
aufmerksam.

Sie nimmt an einer Gruppe teil, die Spiele an einem
Wasserbecken macht. Ohne Zweifel ist Lili völlig begeistert
und akzeptiert allmählich die Spielregeln, zu denen auch
das Anlegen der Schürzen vor dem Spiel und das Ablegen
hinterher gehören, wodurch die Kinder gleichzeitig einen
Begriff von Raum und Zeit einer Tätigkeit erhalten sollen.

Gemeinsam mit einer Erzieherin und einer Lehrerin
nimmt Lili an einer anderen Gruppe teil, die sich musika-
lisch mit Hampelmann-Geschichten beschäftigt. Dabei
werden verschiedene Körperteile mittels eines Abzähl-
reims angesprochen (die mentale Darstellung des Körpers). Anfangs interessiert sich Lili nur für die Musik. Sie

steigt gern auf den Schoß einer Erwachsenen und liebt es, wenn diese beim Abzählen auf ihre eigenen Körperteile zeigt. Eines Tages überrascht sie uns alle damit, daß sie vor dem Spiegel Grimassen wie jener Hampelmann aus der Geschichte zieht.

Logisch, daß dieser Alltag, auch wenn man sich dessen nicht immer bewußt ist, das Lernen durch die Kontakte, Zärtlichkeiten und Zusammenstöße mit den anderen zu fördern vermag.

Die Psychotherapie geht weiter

Lilis Wasserspiele werden immer perfekter. Sie kann jetzt das Wasser in die durchsichtige Plastikhülle der Filzstifte laufen lassen, während sie das überfließende Wasser mit der Spielzeugbüchse auffängt und ins Waschbecken fließen läßt. Ich entdecke darin die autistischen Formen, von denen Tustin spricht. Lili erfindet Springbrunnen. Das Verrinnen der Zeit wurde von den Menschen zunächst durch Wasserlaufen gemessen. Während wir zusammen beobachten, wie das Wasser fließt, empfinden wir vielleicht gemeinsam eine Andeutung von verrinnender Zeit. Ich sehe darin auch einen ganz ursprünglichen Gebrauch eines Behälters – auf dessen Bedeutung für die Darstellung eines Inneren uns Meltzer hingewiesen hat. Lili geht noch einen Schritt weiter, indem sie nacheinander mehrere Behälter aufstellt – nach Art der ineinander verschachtelten russischen Puppen. Ich erkläre ihr, daß das Wasser zunächst in der Hülle, dann in der Dose, schließlich im Waschbecken sei – so wie sich Lili im Therapiezimmer aufhalte, das sich wiederum in der Tagesklinik befindet. Ich erkläre ihr zudem, daß sie auch in meinem Kopf sei – doch da mir das zu intellektuell erscheint, füge ich hinzu, natürlich sei sie auch in meinem Herzen. Ich denke, daß das für sämtliche meiner Kollegen zutrifft, denn jeder von uns hat sicher schon einmal einen Traum gehabt, in dem eines der uns anvertrauten Kinder sprechen konnte. Auch mit jenen Eltern, denen die Sprache und das Sprechen wichtig ist, können wir uns besser identifizieren. Das beweist wieder einmal die starke persönliche Verwicklung jener, die mit autistischen Kindern leben und sie umsorgen.

Von der Schere mit der abgerundeten Spitze, die zum therapeutischen Gerät gehört, ist Lili enttäuscht. Das oft feuchte Papier ist mit diesen Kinderscheren schwer zu schneiden, man versucht immer vergeblich, in das Blatt zu stechen. Da Lili sie jedoch immer in den Mund nimmt und so tut, als wolle sie in ihre Haut schneiden, habe ich Angst, ihr eine spitze Schere zu überlassen. Während ich nach einer Lösung suche, fällt mir auf, daß ich die Eltern immer eindringlich bitte, das Alter ihres Kindes zu berücksichtigen – und daß ich gerade dabei bin, genau das bei meiner kleinen Patientin nicht zu tun. Lili ist immerhin fünf Jahre alt. Also entschließe ich mich, ihr eine spitze Schere zu geben. Und prompt fängt sie an, mich heftig zu terrorisieren. Geradezu mit Wollust zerschneidet sie das Papier, wobei ich an kleine Kinder denken muß, die Bücher und alles, was ihnen in die Finger gerät – bis hin zum Fahrzeugbrief –, auf ebensolche Art zerschneiden und zerreißen. Auch offizielle Dokumente, die für die Arbeit ihrer Eltern wichtig waren, hat Lili auf diese Weise schon vernichtet.

Apropos Zerstören: Die Ehe von Lilis Eltern ist nun tatsächlich zerbrochen. Als ich vom Auszug des Vaters höre, sagt Lili, die während der Sitzungen quasi niemals spricht, mit klarer Stimme: »Papa fort«.

Daraufhin zeichne ich auf ein Stück Papier ein Elternpaar, das sich an den Händen hält, während die Mutter zudem noch ein kleines Mädchen an der Hand hat. Zusammen schneiden wir das Blatt zwischen dem Ehepaar durch. Zunächst trenne ich die beiden Blatthälften, dann füge ich sie wieder zusammen, um ihr zu veranschaulichen, was in ihrem Leben geschehen ist. Zudem erkläre ich ihr, daß sich zwar Mama und Papa trennen können, man aber nicht die Verbindung zwischen einem Vater und seiner Tochter noch die zwischen einer Mutter und ihrer Tochter trennen könne, da diese Verbindung für immer bestehe.

Ein paar Monate noch macht mir Lili mit der spitzen Schere Angst: Sie nimmt sie in den Mund, spielt mit ihrer Zunge. Da ich weiß, wie wichtig ihr der Kontakt zu harten Gegenständen wie Metall ist, bin ich nicht allzu beunruhigt. Doch als sie eines Tages die Haut an ihrem Hals langzieht, um sie zwischen die geöffnete Schere gleiten zu lassen, nehme ich ihr die Schere ab. Noch weniger kann ich ertragen, wenn sie die Finger einer Hand spreizt, während sie sich mit der offenen Schere in der anderen Hand dieser nähert, als ob sie einen gespannten Stoff schneiden wollte. Konfisziert. Daraufhin haben wir die Umrisse ihrer Hand auf ein Blatt Papier gemalt, und ich habe ihr vorgeschlagen, diese Hand zu zerschneiden, was sie jedoch nicht interessiert. Als sie eines Tage dasselbe mit dem Umriß ihrer Zehen in Wollstrümpfen macht und ich nicht sofort reagiere, schneidet sie in die Strümpfe, was mir als nicht sehr schlimm erscheint. Im Lauf des Tages allerdings werde ich feststellen müssen, daß eine Kollegin diese Einstellung nicht teilt. Ich überrasche sie dabei, wie sie den Strumpf stopft, unsere Dummheiten also repariert, um Lilis Mutter eine zusätzliche Enttäuschung zu ersparen.

Trotz der Episode mit dem Strumpf habe ich immer noch

das starke Gefühl, daß Lili mich mit ihren Drohungen, ihre Haut betreffend, provozieren will. Dabei erweckt sie in mir eine Angst um die Unverletzlichkeit meiner Haut – und also auch ihrer –, die ich während der Sitzungen auch zum Ausdruck bringe. In gewisser Weise habe ich im engen Sinn Angst um sie, das heißt, an ihrer Stelle.

Wir berühren nun ein noch archaischeres Verhalten: Eines Tages nimmt sie den Bleistiftspitzer und drückt ihren Zeigefinger in das Loch. Da sie das schon öfter getan hat, ist mir klar, was folgt: Sie dreht an dem Spitzer und schneidet sich von der Fingerspitze einen Fetzen Haut ab. Es fängt sofort heftig zu bluten an, und ich klebe ihr schnell ein Pflaster drauf. Um die Blutung zu stillen, drücke ich ihren Finger ein paar Minuten lang. Lili hat sich zwar behandeln lassen, aber ein paar Augenblicke später reißt sie die vier über Kreuz verklebten Pflaster nacheinander ab, um ihre Wunde zu beäugen und zu betasten. In diesem Moment scheint sie nicht mehr provozieren zu wollen. Sie ist einzig von der Empfindung fasziniert, die die Verletzung in ihr hervorruft, und geradezu verzückt über die Aufregung.

Wir stoßen hier auf die Grundlagen des menschlichen Masochismus. Durch den Schmerz fühlt sie, daß ihre Haut, sie selber, existiert. Dieses Verhalten, Zeugnis einer psychischen Regression zum Archaischen hin, läßt uns die Versuche von Selbstverstümmelungen bei manchen Kindern besser begreifen. Der Verliebte, der im Schmerz einer unglücklichen Liebe aufgeht, tut dasselbe nur auf einem anderen Niveau: Das geliebte Wesen scheint da zu sein, da es ihn ja leiden läßt. Der Held aus dem nach dem Buch von Marcel Pagnol gedrehten Film »Manon des Sources« näht sich auf die gleiche Weise das Band seiner unerfüllten Liebe in Höhe des Herzens an die Brust. Lili jedoch ist noch nicht so weit. Mittels des durch den Schnitt ausgelösten brennenden Schmerzes sucht sie sich zunächst selbst zu finden.

Wenn der Schnitt ins eigene Fleisch Trennung symbolisieren kann, so bedeutet er auch Selbstzerstückelung, und das erinnert an die »Desintegration« bei Meltzer. Auch gehe ich mit Lili gelegentlich vor den Spiegel, nehme sie in die Arme und lege ihre Arme und Beine auf meinen Schoß. In einem solchen Augenblick betrachtet sie uns beide voller Freude im Spiegel.

Nun kann Lili auch Wasser aus dem Fläschchen trinken, zumal ich die Spitze abgeschnitten habe, damit sie besser saugen kann. Ihre Gier läßt es nicht zu, daß sie nur so tut, als ob. Dennoch ist sie allmählich zu Spielen fähig, die das Stillen darstellen. Sie nimmt etwa kleine Plastiktiere, läßt das Kalb am Euter seiner Kuhmutter saugen, nimmt dann die Kuh in den Mund und saugt selbst an ihrem Euter.

Nach den darauffolgenden Ferien erfordert das Spiel eine Plastikpuppe, die in der Spielzeugkiste liegt und die sie mit einem Stück Stoff als Decke zudeckt. Zunächst schaukeln wir sie in der Kiste gemächlich hin und her, bis Lili sie schließlich allein wiegt und sich dabei so heftig dreht, daß sie sich mit ihr zusammen wiegt. Plötzlich nimmt sie die Puppe aus der Kiste, ergreift meine Hand und versetzt dem Puppenbaby mit meiner Hand eine gehörige Tracht Prügel. Bald darauf ist sie in der Lage, sie selbst mit großer Wucht zu schlagen, streichelt sie dann, schlägt sie, streichelt sie, immer abwechselnd. Um diesen Szenen eine Sprache zu geben, singe ich ein Wiegenlied, wenn sie das Baby wiegt, und erfinde Gründe für eine Bestrafung, wenn sie es verprügelt: etwa, daß die Puppe nicht schlafen wolle.

Ein paar Monate später zeichnet Lili ganz allein geschlossene Formen, ein Akt, den Tustin als das Entstehen der eigenen Identität deutet.

Lili hat ihren Vater seit der offiziell ausgesprochenen Scheidung der Eltern, die schon länger zurückliegt, nicht mehr gesehen. Als sie ihn nun zum erstenmal seit der Trennung wiedergesehen hat, spricht Lili wieder und sagt zu mir: »Papa ... Papy ... Papé«. Ihre Mutter bestätigt mir, daß es sich bei »Papy« und »Papé« um die beiden Großväter von Lili handle. Sie beschreibt mir also sämtliche Abstammungslinien väterlicherseits.

Lilis Vater ist positiver eingestellt, als er es vorher war. Am Wochenende kann er nun mit ihr ausgehen. Dabei hat er bemerkt, daß sie viel besser auf ihre Sachen aufpassen kann, daß sie zum Beispiel die Puppe, die sie mit zu dem kleinen Spielplatz genommen hatte, wieder mit nach Hause nimmt: Lili kann Dinge besitzen.

Am Ende dieses Jahres verbessert sich Lilis Zeichenkunst noch weiter. Den Kreisen fügt sie einen Strich hinzu, so daß sie fast wie ein geschriebenes »a« aussehen. Im Verlauf der Wochen verlängert sich der Strich, so daß das Zeichen einem »q« ähnelt. Annäherungsweise gelingt ihr sogar die Skizze eines »Kopfmännchens«, das aus einem Kopf und zwei Strichen, die die Beine darstellen sollen, besteht.

Natürlich werde ich niemals wissen, inwieweit ich zu ihren Zeichenfortschritten beigetragen habe, da sie sowohl mit einer Lehrerin als auch mit einer Erzieherin daran arbeitet. Aber, wie bereits gesagt, das ist ganz egal, solange es einen Fortschritt gibt. Wenn wir allerdings den Zeitaufwand betrachten, müssen wir feststellen, daß Lili Jahre für diese Schritte gebraucht hat, für die ein normales Kind einige Monate braucht. Bald wird Lili sieben. Dann fängt ihr letztes Jahr in unserer Tagesklinik an.

Seit zwei Jahren ist Lili in einer Schwimmgruppe, die regelmäßig ins Schwimmbad geht. Sie liebt ja Wasser über alles, und mit ihrer Schwimmweste ausgerüstet, zögert sie keinen Moment, die Luft anzuhalten und zu tauchen. Im Wasser und auch noch danach in den Umkleideräumen ist sie sehr anhänglich. Dennoch hat es für meine Kollegen einige Probleme gegeben, da sie zweimal ihr großes Geschäft ins Wasser machte.

Bereits vor den Sommerferien hatte Lili zu Hause Anzeichen einer Rückentwicklung gezeigt. Sie hatte wieder groß in die Hose gemacht und damit ihre Mutter entmutigt. Trotz solcher Phasen macht sie aber ganz offensichtlich Fortschritte.

In der Tat hat sich das Leben für Lilis Mutter sehr verändert, seitdem Lili sie nicht mehr an einem Privatleben hindert und sogar des öfteren im Alltag unterstützt. Nach den Einkäufen hilft sie etwa, das Auto zu entladen und die Einkäufe in der Wohnung einzuräumen. Ihre Mutter fügt hinzu: »Wenn sie doch nur noch sprechen könnte ...«

Seit neuem hat Lili einen Rivalen. Es handelt sich um einen kleinen Cousin, der sich gelegentlich bei ihrer Oma aufhält, die sie öfter besucht. Schlimmer noch: Statt Lilis Bild steht jetzt das Foto dieses Babys in einem kleinen Rahmen auf der Kommode. Allerdings ist ihres nicht verschwunden, es hängt jetzt an der Wand. Das alles freilich hat Lili wohl überhaupt nicht gefallen, denn man erwischte sie dabei, wie sie das Bild des Eindringlings aus dem Rahmen zu entfernen versuchte.

Während ihrer Psychotherapie versucht Lili häufig, das Baby zu zerstören. Sie wirft es an die Wand – doch ich kann nun die Verbindung zu der Rivalität mit dem kleinen Cousin ausmachen.

Lili hat eine neue Marotte entwickelt: Statt der Haut schneidet sie sich jetzt die Haare ab, wobei sie ihre wunderschönen blonden Stirnlocken opfert. Ich selbst bin davon nicht sonderlich begeistert, denn dadurch sieht sie ein bißchen wie eine Debile aus, und ich kann mir vorstellen, daß das auch ihre Eltern verstört. Ich irre mich, ihre Mutter nimmt es gelassen auf. Zudem ziehen mich meine Kollegen damit auf, daß Lili mit diesem Haarschnitt wohl versuche, mir ähnlich zu werden. Ich finde sie etwas optimistisch.

Ich denke eher, daß Lili auf diese Weise eine weniger schwere Art der Konfliktbewältigung als zuvor äußert. Somit können wir wieder zu jenen Beziehungsmustern (des Strafens/Liebkosens) zurückkehren, die sie beim Spiel mit der Puppe an den Tag legte. Während sie mit ihr spielt, spricht sie auf einmal: »Baby trinkt, Baby trinkt«, sagt sie.

Manchmal schneidet sich Lili selber die Nägel, ich kann also endlich mit ihr zufrieden sein. Doch durch diese Entwicklung wechsle ich nicht nur von der Position einer beunruhigten Mutter zu der, in der sie für ihr Kind Sorge trägt; dieser Fortschritt löst in mir noch eine tiefergehende Resonanz aus: Haare und Fingernägel sind Körperteile, die mit der Zeit wachsen und absterben und von denen wir uns im Bewußtsein trennen, daß sie nachwachsen. Psychoanalytiker benutzen gewöhnlich dieses Bild, um die normale Trauerarbeit, die die Zeit uns auferlegt, zu illustrieren – Trauerarbeit, die uns erlaubt, uns von dem zu verabschieden, was vergangen ist, die uns die Trennung akzeptieren läßt, damit wir uns wieder der Zukunft zuwenden können. Trauerarbeit eröffnet uns neue Lebenswege und hilft uns, Trennungen ohne Trauma zu bewältigen.

Es ist nun an der Zeit, daß Lili sich von unserer Tagesklinik und von mir verabschiedet. Bald wird sie die Altersgrenze von acht Jahren erreicht haben, zumal ihre Eltern die regelmäßige Begleitung zu den hiesigen Sitzungen nicht mehr organisieren können. Sie wird also bald eine Institution für größere Kinder besuchen.

Damit sie sich auf die bevorstehende Trennung einstellen kann, habe ich die Anzahl der Sitzungen in den letzten drei Monaten reduziert. Die Schwierigkeiten, für sie einen neuen Therapieplatz zu finden, tragen sicher dazu bei, daß sie sich der bevorstehenden Veränderung bewußt geworden ist. Lili erscheint manchmal verängstigt – aber ist das in einer Situation voller Ungewißheiten nicht ganz normal? Ich bin davon überzeugt, daß die Kinder die bevorstehende Trennung ahnen und verstehen. Wie etwa jener Junge, der sich am Jahresende verabschieden muß und der in den letzten Monaten immerzu von einem kleinen Mädchen gesprochen hat, das unser Institut das Jahr zuvor verließ. Auf seine Art will er damit ausdrücken, daß das nun demnächst ihn betreffe. Ich weiß allerdings nicht, wie sich Kindern, die nicht sprechen können, ihr Abschied darstellt, und mit welchen ihrer autistischen Selbstverteidigungsmittel sie versuchen, den Abschiedsschmerz zu verdrängen. Wir sollten uns dabei auch fragen, in welcher Weise wir unsere eigenen Gefühle auf sie übertragen, ohne zu wissen, ob und in welchem Maß diese Gefühle von ihnen geteilt werden ...

Auch Fabien verändert sich

Fabien hat gelernt, »nein« zu sagen und das Brot zu stehlen, das ihm bei anderer Gelegenheit angeboten wird. Beides ereignete sich beim Psychodrama, wo Fabien während einer Sitzung ein Stück Brot aufaß. Nachdem ich ihn eine Weile habe knabbern lassen, erlaubte ich mir zu sagen, wieviel Vergnügen es uns bereite, ihn so fröhlich essen zu sehen. Ein anderes Mal hielt Fabien abrupt inne, das Zimmer auf dem Weg zum Psychodrama zu durchqueren. Er wollte sich einfach nicht mehr von der Stelle rühren. Nach vergeblichen Versuchen erklärte ich ihm, daß wir auf ihn in dem Raum warten würden, wo das Psychodrama stattfindet. Nachdem die Sitzung ohne seine Anwesenheit vergangen war, ging ich ihn suchen, um ihm das Ende mitzuteilen. Darauf verschwand er ganz ruhig im Kinderzimmer. Ich konnte mich dabei immerhin an der Feststellung freuen, daß sich ein Kind die Freiheit nimmt, zur Sitzung zu kommen oder fernzubleiben, genau wie es auch ein Erwachsener tun würde. Bei jemandem, bei dem es bisher unmöglich war, sein Einverständnis zu erkennen, freute mich das um so mehr: Wenn er in der Lage ist, nicht zu kommen, so ist umgekehrt sein Kommen ein Zeichen der Zustimmung.

Wir spielen also ein paar Szenen, die das Thema seiner Rivalität zur Schwester aufnehmen. Obwohl sich ihre Eltern anfangs sehr besorgt zeigten, spricht sie inzwischen. Wenn die Mutter den beiden Geschwistern eine Geschichte vorliest und Amanda ein Wort wiederholt, schlägt Fabien ihr mit seinem Fläschchen auf den Kopf.

Fabien ist inzwischen in der Lage, Szenen nachzuspielen, sich zu verstellen. Er hat uns zuvor damit verblüfft, daß er seine kleine Fetisch-Flasche benutzte, um Pipimachen zu spielen. Ein anderes Mal hat er sie wieder als Flasche benutzt, die er der Kollegin anbot, die Amanda spielte. Als wir die Szene spielen, in der seine Mutter den beiden Kindern die Geschichte vorliest, verjagt er seine Rivalin und schwingt sich auf den Schoß der Kollegin, die seine Mutter spielt. Doch gleich darauf läßt er sie aufstehen, um die Kiste mit den Decken zu öffnen, auf der sie während des Spiels gesessen hat. Fabien legt sich nun in die Kiste wie in eine Wiege und rollt sich in den Decken zusammen wie ein Baby im Bauch seiner Mutter ...

Dies ist nicht sein einziges eindeutig regressives Verhalten. Als wir einmal spielen, die Eltern seien nicht da und die Kinder würden vom Babysitter beaufsichtigt, willigt Fabien ein, mit seiner Schwester zu spielen. Er ist sogar zu etwas noch nie Dagewesenem bereit: sein Lieblingsspielzeug mit ihr zu teilen.

Bei einer Einschlafszene verschüttet Fabien ein wenig Saft aus seinem Fläschchen auf den Überzug, der die Matratze schützt. Ein paar Sitzungen später sagt er in einer ähnlichen Situation, doch ohne Flasche, indem er das Laken mit den Fingernägeln reibt: »Im Bett ... Mama ... Papa.«

Solchen Szenen, die man auf unterschiedlichstem Niveau interpretieren kann, stehen wir immer perplex gegenüber. Handelt es sich bei Fabien hier um Geruchsassoziationen, die er mit dem Bett seiner Eltern in Verbindung bringt, so wie der Säugling ein Kleidungsstück seiner Mutter am Geruch erkennt? Immerhin kann man eine intuitive, ganz präzise, fast archaische Vertrautheit zu den Eltern vermuten. Oder kommt da im Gegenteil das Interesse für die konkreten Spuren von Sexualität im Bett der Eltern zum Ausdruck, wie in den Analysen Erwachsener die Erinnerung an Neugier erregende Spuren im elterlichen Bett auftaucht, die beim Bettenmachen entdeckt wurden? Oder ist das alles nur unseren eigenen Assoziationen zuzuschreiben, während Fabien nur sein Gebiet mit einer Art Duftnote markieren wollte? Doch warum spricht er von seinen Eltern, während er an dem Laken kratzt? Schließlich könnte er auch auf der Suche nach autistischen »Formen« sein und den Saft benutzen wie andere Kinder ihren Speichel. Wir müssen alle Möglichkeiten ungeteilt und ehrlich in Betracht ziehen.

Verlassen wir nun diese immer noch voller Rätsel bleibenden Untersuchungen und wenden uns den Herausforderungen der Außenwelt zu, so können wir feststellen, daß Fabien mit seinen bald sechs Jahren in der nonverbalen Kommunikation große Fortschritte gemacht hat und auch Sprache recht gut verstehen kann. Doch er selbst benutzt sie nur unter ganz außergewöhnlichen Umständen.

Ein aktiveres Kind

An den Gruppenaktivitäten nimmt er nun richtig teil. In der sogenannten »Interaktions«-Gruppe, in die er zum entsprechenden Zeitpunkt spontan kommt, kann er anderen Kindern einen Ball zuwerfen. Zudem kann er Verbote besser akzeptieren, ohne zu schreien.

Im folgenden Jahr wird er sich zeitweise von seinen Fetischen trennen, um sich selber Material zu greifen, das ihn interessiert. Auch macht er Fortschritte im Zeichnen. In der Hampelmann-Gruppe, die wir bereits im Zusammenhang mit Lili kennengelernt haben, erweist sich die Arbeit mit dem Körperschema für ihn als förderlich.

Mit Lili kommt er in der Musikgruppe zusammen, wo er die Melodien wortlos mitsummt. Im übrigen können viele autistische Kinder singen, was damit zu tun haben mag, daß sie für die gesungenen Texte nicht »verantwortlich« sind, daß sie also keine Auswahl wie bei einem persönlichen Gespräch treffen müssen – Fabien aber singt nicht. Auch hier kennen wir nicht den Grund dafür, daß die Kinder so unterschiedlich organisiert sind. Meine Kollegen, die die Musikgruppe betreuen, sind von der unverhältnismäßig geringen Auswahl audiovisueller Materialien, die es speziell für die Arbeit mit autistischen Kindern gibt, überrascht. Da gäbe es noch viel zu erfinden. Häufig müssen wir uns hier mit extrem einfachen Dingen begnügen, während uns in anderen Bereichen hochmoderne und anspruchsvolle Geräte zur Verfügung stehen, wie etwa Videokamera und –recorder und allerlei Informatikausrüstung, unter anderem ein Macintosh-Computer. Von der High-Tech profitieren die Kinder nur sehr wenig. Sie nehmen die Computer-Maus in den Mund oder interessieren sich mehr für die Fernbedienung des Videorecorders als für das aufgezeichnete Bild, das sie selbst auf dem Bildschirm zeigt. Fabien interessiert sich vor allem für einen einfachen Diaprojektor, während wir ihm Dias über das tägliche Leben in unserem Institut zeigen. Er erkennt Aufnahmen von seinem Geburtstag wieder und ist damit einverstanden, sich neben die Projektionsleinwand zu stellen. Wenn ihm etwas gegen den Strich geht, kommt es allerdings immer noch vor, daß er brüllt und andere Kinder an den Haaren zieht. Manchmal muß man ihn dann für kurze Zeit nach draußen bringen, um nicht die gesamte Gruppenaktivität lahmzulegen. Den Rest der Zeit verbringt er jedoch wieder gerne vor der Leinwand, um zusammen mit den anderen den Bildergeschichten zu lauschen.

Fabien nimmt nun auch an der »Fahrradgruppe« teil. Das bedeutet einen großen Sieg, denn bisher hatte er sich geweigert radzufahren. Wenn man beobachtet, welche ganz spezielle Art des Fahrradfahrens er sich angeeignet hat, kann man besser verstehen, was die Eltern durchgemacht haben. Vor jeder Pedalumdrehung steigt er vom Sattel herunter, leckt sodann den Boden vor dem Fahrrad, ehe er sich wieder auf den Sattel schwingt. Wer weiß, wie viele Hundehaufen sich auf den Straßen von Paris befinden, kann sich die Reaktion seiner Eltern sowie das Befremden der Passanten einem solch merkwürdigen Verhalten gegenüber vorstellen. Eine Erklärung hierfür zu finden, ist nicht leicht, auch wenn wir uns daran erinnert fühlen, wie normale Kinder im Alter von einigen Monaten die Welt mit Hilfe des Mundes erkunden. Ähnlich benahm sich Lili, als sie auf dem Weg zu den Pony-Stunden die Fensterrahmen des Minibusses ableckte. Erinnern wir uns auch an Meltzers Betrachtungen über das Fehlen des Gefühls für Tiefe: Muß Fabien sich etwa die Erde auf diese Art und Weise aneignen, um sich auf ihr sicher bewegen zu können? Dennoch bin ich wieder einmal perplex wegen der Koexistenz völlig verschiedener Funktionsniveaus bei ein und demselben Kind.

Fragen, die sich die Eltern stellen

Fabiens Eltern haben zu den Eltern eines anderen Kindes freundschaftliche Beziehungen entwickelt. Über die segensreichen Aspekte der Solidarität unter den Eltern haben wir bereits berichtet. Letztere sind Mitglieder einer Organisation autistischer Eltern geworden und von sogenannten Erziehungstheorien nach Schopler sehr angetan.

Auch Fabiens Eltern sehen manches unter dessen Blickwinkel und kritisieren uns gelegentlich. Gleichzeitig verstehen sie nicht, daß wir Fabien gewisse Zwänge auferlegen, da sie selber eine eher rousseausche Sicht von der Erziehung haben, die ihm angemessen wäre. Manchmal werfen sie uns also beides vor, daß wir ihn zu sehr einengen und zugleich, daß wir ihm nicht die Regeln des Miteinanderlebens in der Schule beibringen. Aber es stimmt ja, daß Fabien bald acht Jahre alt wird. Die Suche nach einem anderen Institut rückt näher und damit die Möglichkeit, sich für eine andere Therapie zu entscheiden. Leider ist die Wahlfreiheit der Eltern dadurch stark eingeschränkt, daß es nicht viele Institute gibt, die Kinder mit solchen Problemen aufnehmen. Doch darüber später mehr.

Fabiens Eltern ringen sich schließlich zu einer klaren Position durch, als sie uns offen um eine Empfehlung für ein Institut bitten, das Kollegen unseres Vertrauen leiten. Groß ist dann der Schock für sie. Die erste Tagesklinik, zu der wir sie schicken, muß ihnen eine Absage aus Platzgründen – aber auch wegen der Schwere von Fabiens Behinderung – erteilen.

Ihre erworbenen Fähigkeiten

Sie sind keine Autisten mehr!

Die Mehrheit der autistischen Kinder, die uns anvertraut werden, sind nach einigen Jahren der Behandlung und des Lebens bei uns nicht mehr autistisch. Sie entsprechen nicht mehr der Definition vom kindlichen Autismus, der als das Fehlen jeglicher Beziehungen verstanden wird. Das heißt allerdings auch nicht, daß sie normal geworden sind. Meistens gelingt den Kindern eine nonverbale Kommunikation, sie verstehen die Sprache ihrer Angehörigen und sind fähig, Gefühle wie Liebe und Haß zu äußern. Ihre Fähigkeit zum Zusammenleben mit anderen ist gestiegen. In der Gruppe hat, beschützt durch die Tagesklinik, eine echte Sozialisation stattgefunden, wobei die Kinder durch unsere harte Schule des Lebens mit anderen profitiert haben. Sie können sich nun verteidigen beziehungsweise andere angreifen, und in dem Fall wissen sie, daß die anderen existieren.

Ihre Fähigkeit, die einfachsten Handgriffe des Alltagslebens auszuführen, hat sich sehr verändert. Paradoxerweise wird dieses so wesentliche wie bescheidene Ziel, das besonders von denen angestrebt wird, die von einem Erziehungsansatz ausgehen, am häufigsten durch unsere Mitarbeiter erreicht, die ganz andere Ambitionen haben. Das veranschaulicht erneut den tiefen Graben zwischen uns und denen, die um jeden Preis die Kinder durch Erziehung wieder funktionsfähig machen wollen. Dieser Graben besteht im Hinblick auf das Verständnis des Autismus und der anzuwendenden Strategien und Taktiken, damit das Kind sich weiterentwickelt. Gleichzeitig schätzen auch wir jeden noch so kleinen und alltäglichen Fortschritt für die Kinder und ihre Familien sehr hoch ein.

Im übrigen bleiben wir weiterhin unterschiedlicher Meinung über den Stellenwert schulischer Lernziele.

Fortschreitende Autonomie

Mir scheint, Autonomie ist tatsächlich das Wesentliche überhaupt, und ihre Bedeutung wird schwer verkannt. Die Aneignung schulischer Fertigkeiten wird von den Eltern überbewertet, was meiner Meinung nach verständlich ist, da schulisches Wissen als Gradmesser des Normalen angesehen wird. Wir Fachleute jedoch sollten mehr Unterscheidungsvermögen beweisen. Wir sollten uns daran erinnern, daß das sogenannte »Papageien«-Verhalten typisch für Autisten ist.

Eine Mutter hatte eines Tages ihre Tochter zu einer Kollegin mitgebracht, wo sie mit ihr an einem Essen teilnehmen wollte, das von Eltern autistischer Kinder organisiert worden war. Wie die meisten der anwesenden Kinder aß auch ihre Tochter äußerst ungesittet, was die Mutter wiederum frustrierte, zumal sie einen kleinen Jungen beobachten konnte, der ordentlich vor seinem Teller saß und anständig essen konnte. Plötzlich jedoch bemerkte sie, daß der von ihr bewunderte Junge ständig dabei war, seinen Ellbogen an seine Mutter zu drücken, die neben ihm aß. Seine so wunderbare Normalität war also nur unter der Bedingung eines engen körperlichen Kontaktes möglich, eines »Klebens«, das wir nun leicht als typisch autistisch erkennen können. Wir kennen das von jenem Kind her, das mit den Scrabble-Buchstaben auf dem Tisch Wörter schrieb. Die zunächst durch den Vergleich enttäuschte und verunsicherte Mutter zog schließlich für sich den Schluß, daß ihre Tochter, auch wenn sie nicht sprechen konnte, immerhin täglich allein mit dem Bus zu dem Handwerker fuhr, bei dem sie eine Lehrstelle hatte. Und das erschien ihr unendlich wichtiger.

Wie diese Mutter es tut, muß man die echte psychische Selbständigkeit aufwerten und sie von dem Gelernten unterscheiden, das nur den Anschein von Unabhängigkeit erweckt. Sicher bedarf es beider Errungenschaften. Wir allerdings kennen junge Erwachsene, deren geistige Gesundheit zusammenbricht, wenn sie mit dem »wirklichen Leben« konfrontiert werden, obwohl sie zu hervorragenden Studienleistungen in der Lage waren, solange diese ihnen erlaubten, die Begegnung mit den beruflichen Zwängen und Verantwortung in einer Liebesbeziehung hinauszuzögern.

Ich spreche hier nicht als Gegner eifrigen Lernens, denn auch eine strenge Universitätsbildung kann eine prächtige Waffe im Lebenskampf sein – wenn man dazu fähig ist, sie zu benutzen. Zudem scheinen statistische Untersuchungen zu beweisen, daß Intelligenz ein wichtiger Faktor beim Erfolg eines autistischen Kindes ist. Ich wende mich nicht gegen diese Realität, sondern lediglich gegen die Kurzsichtigkeit, mit der man die scheinbare Normalität für Normalität hält. Man sollte sich also nicht einseitige Ziele setzen: entweder erlernbare Fähigkeiten anstreben oder psychische Selbständigkeit, sondern beides – und das ist sehr viel weniger offensichtlich.

Die Einengung auf obige unfruchtbare Alternativen hängt von der besonderen Art der autistischen Organisation ab, die sich in der Unterwerfung unter den Willen eines anderen manifestiert und das Kind aus der schweren Verantwortung für sich selbst entläßt. Da wir gesehen haben, wie das autistische Kind andererseits den Stillstand der Zeit spielt, haben wir nur die Wahl zwischen zwei Risiken: sich an seine Stelle zu setzen, was in keinem Fall seiner Selbständigkeitsentwicklung förderlich ist, oder ihm im Gegenteil dabei zu helfen, daß man ihn außerhalb von Zeit und Lernfortschritt beläßt. Die Irrtümer der anderen zu kritisieren, zeigt nicht unbedingt den Ausweg. Wie soll man auch bei jenen Appetit aufs Leben und Neugier wecken, die so stumpf zu sein scheinen? Das wäre eine wichtige Aufgabe für klinische Untersuchungen. Es ist der Antrieb, der fehlt. Ein Kind nur anschubsen – das nützt hier nicht viel. Wie soll man seinen Elan anregen?

Unsere Antwort ist empirisch. Sie gründet darauf, daß wir den Kindern ein Leben in der Gruppe auferlegt haben, in der sie geteilte Freude entdecken und gleichzeitig das Schweigen brechen können. Während dieses Prozesses haben wir in der Psychotherapie die Ängste und Verweigerungen einer wirklichen Beziehung zu einem anderen interpretiert. Doch interpretieren heißt nicht nur verbalisieren, sondern auch, Verbindungen zwischen den Gefühlen und den Gedanken herzustellen, mit dem Ziel, daß das Kind diese Fähigkeit schließlich selbst entwickelt.

Doch wie hilflos sind wir – etwa bei Kindern, die vermeintlich Fortschritte gemacht haben, aber immer wieder in die Nicht-Existenz des Autismus zurückfallen. Handelt es sich dabei um »echte« organische Fälle? Oder sind besonders massive Störungen der Grund? Ob unterschiedliche Art oder Schwere der Krankheit – wir wissen es einfach nicht.

Zwiespältige Fortschritte

Bei der Erörterung von Kanners Beispielen haben wir gesehen, daß die autistische Angst bei bestimmten Kindern zu geradezu wissenschaftlichen Untersuchungen von ihrer Seite führt. Solche Versuche sind nicht wirklich Schritte auf dem Weg zur Entdeckung der Welt und Erforschung des Unbekannten, sondern genau das Gegenteil: hoffnungslose Versuche, die Welt zu beherrschen, damit man sie in das Bekannte und stets Gleichbleibende hineinnehmen kann.

Es war ein langer Weg, bis wir den autistischen Anteil bei der Ausbildung der Gedächtnisleistung nachweisen konnten. Doch es gibt noch eine andere, speziell bei autistischen Kindern zu beobachtende Entwicklung, die die Psychiater ihre »Obsessionalisation«, ihren Drang zu Zwangsvorstellungen, nennen. Der Begriff bezeichnet ihre Tendenz zu einer ängstlich manischen Haltung peinlicher Genauigkeit. So räumen manche Kinder ohne Unterlaß auf, stellen zum Beispiel manisch Schuhe paarweise in einer Linie auf. Wie uns normalen Neurotikern verschaffen auch ihnen diese Aktivitäten ein wenig inneren Frieden. Auch das Familienleben vermögen diese Rituale zu beruhigen. Sie können, wenn man sie unter dem Aspekt des Haushalts sieht, den Eltern kleine Atempausen verschaffen. Ich selbst kenne einige autistische Kinder, die es über alles lieben, Geschirr in die Spülmaschine einzuräumen. Eltern, die Kinderhilfe kaum gewohnt sind, schätzen das sehr. Wie wir uns erinnern, konnte Lili ihrer Mutter schon beim Einkaufen helfen.

Schrecken ade, oder: Das Leben fängt wieder an

Allein dieses Ziel rechtfertigt die Summen, die die Gesellschaft für die Betreuung eines autistisches Kindes in einer Tagesklinik ausgibt. Zu uns kommen Eltern, die kein richtiges Leben mehr führen, die unter absolutem und permanentem Druck stehen, deren Eheleben zerstört ist und die nicht mehr die Zeit finden, sich um ihre anderen Kinder zu kümmern. Natürlich käme es billiger, wenn man sie und ihre Kinder in dieser Hölle allein ließe. Doch das würde nur eine kurze Zeit vorhalten. Bald schon müßte man selbst die Elternrolle übernehmen und völlig zurückgebliebene Kinder in der Psychiatrie einschließen, weil die Eltern an ihnen zerbrochen sind und sich getrennt haben, oder spätestens, wenn sie gestorben sind, da Eltern üblicherweise vor ihren Kindern sterben.

Ein Kind nicht zu behandeln, ist nicht akzeptabel. Aber genausowenig kann ich einsehen, warum man die legitime Solidarität mit den Eltern, über denen diese Katastrophe hereingebrochen ist, verweigern sollte. Die Aufnahme eines Kindes in der Tagesklinik, also die Übernahme eines Teils des Unerträglichen, ermöglicht es den Eltern, wieder zu leben. Indem man die Kinder von ihren Eltern (oder gegebenenfalls von Geschwistern) nur tagsüber trennt, bewahrt man diese vor einer unhaltbaren Entscheidung: sich entweder für das Kind aufzuopfern oder sich von ihm völlig zu trennen. Lilis Mutter hat mich gebeten, genau diese Botschaft weiterzuverbreiten: Man kann wieder ganz normal leben, ohne sich von dem Kind zu trennen.

Zudem bin ich davon überzeugt, daß mit der Rückkehr zu einem normaleren Familienleben auch jene Welt zurückkehrt, in der die Zeit verstreicht. Gezwungenermaßen bekommt auch das Kind das zu spüren. Das ist gleichzeitig das beste Mittel, sein autistisches Verlangen, die Zeit anzuhalten, ins Leere laufen zu lassen. Überdies bin ich der Meinung, daß die stetige, schrittweise Loslösung der Eltern von ihrem Kind für dieses zwar schmerzlich, doch letztendlich positiv ist.

Wir haben das bei Fabien gesehen, dessen Eltern ihn beaufsichtigen ließen, während sie ein paar Tage in den Ferien waren. Diese Trennungsarbeit muß keinen abrupten Bruch bedeuten, sie erlaubt es im Gegenteil, auf dem Weg zum besseren und tieferen Verständnis des anderen weiterzugehen und den Schmerz über seine Abwesenheit durch die Dankbarkeit seiner Anwesenheit zu ersetzen. Natürlich darf man den Schmerz und die Verbitterung auf diesem Weg nicht verdrängen. Tatsächlich zwingt man das Kind, das Elternpaar auch als Liebespaar zu respektieren. Dieser Zwang ist für das Kind wahrscheinlich sehr konstruktiv.

Wenn Normalität also wieder Einzug gehalten hat, die Eltern abends aus- oder gar auf Reisen gehen können, der Elternteil, der auf dem Sofa im Wohnzimmer schlafen mußte, wieder ins Ehebett zurückkehrt, indem es das Kind woanders unterbringt, dann können wir uns vorstellen, daß die Eltern auch wieder mehr Zeit für die Liebe haben. Mitunter zeugen sie sogar weitere Kinder.

Eines Tages baten mich ein Vater und eine Mutter um ein Gespräch, weil sie erfahren wollten, ob es für sie ein Risiko sei, noch einmal ein Kind zu haben. Ich habe versucht, mich möglichst klar darüber auszudrücken, daß wir über den Ursprung des Autismus überhaupt nichts wüßten, habe von der Möglichkeit einer Vererbung, aber auch von der hohen statistischen Unwahrscheinlichkeit der Erkrankung gesprochen. Natürlich weiß ich sehr wohl, wie wenig die Statistik über das Schicksal einzelner Individuen aussagen kann – und das mag bereits die interessanteste Antwort auf ihre Fragen gewesen sein. Angesichts dieser Erkenntnisse habe ich allein ihnen die Entscheidung überlassen. Die Eltern haben mir sehr freundlich zugehört, doch ehe sie sich verabschiedeten, wandte sich die Mutter an mich: »Wir haben mit Ihnen gesprochen, weil ich schwanger bin. Auf der Versammlung haben wir Eltern mit noch anderen Kindern gesehen, auch eine Mutter, die schwanger war und dann entbunden hat. Das hat uns zuversichtlich gemacht ...«

Was wird aus ihnen werden?

Kein Platz für sie in unserer Gesellschaft

Jedes Jahr haben wir große Schwierigkeiten, für unsere kleinen Patienten Institute zu finden, die sie aufzunehmen gewillt sind. Kinder wie Lili und Fabien, die sich gut entwickelt haben, werden natürlich in Tageskliniken für Größere aufgenommen, wo sie ihre Behandlung fortsetzen können. Doch meine Kollegen zögern, zu viele Autisten in ihren Einrichtungen aufzunehmen, ein Kind bleibt dort mehrere Jahre, bis es etwa vierzehn ist. Die paar freien Plätze, die es gibt, stehen uns oft nicht wirklich zur Verfügung, und wir suchen jedes Jahr neue. Daß die Tageskliniken für Kinder im Schulalter nur widerwillig Kinder aufnehmen, empört mich sehr, auch wenn ich zugeben muß, daß das Problem nicht leicht zu lösen ist.

Die Not der Tageskliniken für Kinder über sechs Jahre

In der Grundschule mit ihrem höheren Anspruch als dem des Kindergartens können unsere Kollegen die Kinder nicht mehr mit normalen Kindern mischen, wie wir es mit den Kleinen tun, und dennoch wenigstens teilweise normalen Schulunterricht aufrechterhalten. Man kann Kinder, die lesen können, nicht dauerhaft mit denen, die noch nicht einmal sprechen können, gemeinsame Unternehmungen machen lassen.

Unserer Tagesklinik sind erneut kleine Patienten angekündigt worden. Es handelt sich dabei nicht um Kinder, die mit ihren schulischen Leistungen zurückhängen, sondern um solche, die schwere psychische Probleme haben mit enormen Ängsten und gelegentlichen Psychosen. Bei ihnen geht die psychische Krankheit allerdings nicht mit einer Lernschwäche einher. Damit die Lehrerin ihrer Arbeit nachgehen kann, müssen wir also in der Tagesklinik für Kinder dieses Alters spezielle Klassen zusammenstellen. Daß in solchen internen Grundschulklassen, wie sie in unserem Institut organisiert werden, autistische Kinder neben solchen, die den Autismus gerade hinter sich gebracht haben, nur eine Randexistenz führen können, ist wohl verständlich.

Soll man also Institutionen oder Gruppen in den Institutionen schaffen, die nur Autisten oder Postautisten aufnehmen? Gruppen, in denen die Kinder nicht oder kaum sprechen? Man stelle sich nur einmal die Schwere und die Trägheit eines solchen Etablissements vor. Wer wollte darin arbeiten? Das wäre zu vergleichen mit der Einzelhaft in einem Gefängnis des Schweigens. Sicher wäre eine solche Herausforderung höchst interessant, doch würden wir es auch schaffen, das Leben darin sprudeln zu lassen?

Mit den »behüteten Anstalten« versucht man ähnliches zu erreichen. Für die Kinder bedeuten diese allerdings immer auch die Trennung von den Eltern. Angesichts des hohen Preises, den die, die tagtäglich mit autistischen Kindern arbeiten, mit psychischen Störungen bezahlen müssen – man denke nur an die Aufreibung, den Energieaufwand, den Ansturm diverser Ängste –, kann es nur schädlich sein, sich solch extremen Situationen auszusetzen. Man kann das wohl nur aushalten, wenn man feste Überzeugungen hat, die an anderem Ort ihren Preis fordern. Bettelheim hat um der Kinder willen, die seiner Meinung nach die Opfer waren, die Mütter zu Tätern gestempelt.

Doch was soll man mangels spezieller Einrichtungen tun, wenn auch die Aufnahmefähigkeit der Tageskliniken erschöpft ist? Für einige tief in ihrem Autismus verpuppte Kinder ist das geradezu tragisch, für die Teams, denen wir sie vorstellen, bedeuten sie, als nahezu psychisch Tote, eine extrem schwere Belastung. Für Kinder, die keinerlei Therapieerfolge zeigen und somit nicht die Aufnahme in eine weiterführende Tagesklinik beanspruchen können, ist eine psychologische Behandlung am meisten nötig, damit ihr Leid gelindert wird. Als einzige Alternative besteht noch die Möglichkeit, sich an medizinisch-pädagogische Zentren zu wenden, die jedoch schlechter als Tageskliniken mit Psychologen oder Psychiatern ausgestattet sind.

Der gegenwärtige Wahn der Elternvereinigungen

In den Tageskliniken versucht man geistig Kranke, die leiden, zu heilen. In den medizinisch-pädagogischen Zentren (MPZ) versucht man Behinderte zu erziehen. Wenn die Verbände von Eltern autistischer Kinder fordern, daß ihre Kinder als Behinderte anerkannt werden, begreifen sie nicht, daß sie damit unsere Heilziele als unzureichend deklarieren und zugleich den öffentlichen Geldgebern Argumente nebst einem guten Gewissen für Einsparungen liefern. Ein Tag im MPZ ist nämlich wesentlich billiger als in einer Tagesklinik. Der Unterschied leitet sich aus der geringeren Anzahl der Betreuer ab, die Gruppen sind dort wesentlich größer. Weniger Psychologen, weniger Erzieher, das ist es, was die Schopler-Anhänger riskieren, wo sie doch von individueller Betreuung träumen.

Welche Zuflucht bieten
die medizinisch-pädagogischen Zentren?

Tatsächlich und glücklicherweise arbeiten manche medizinisch-pädagogischen Zentren wie unsere Tagesklinik. Sie nehmen gern auch Kinder auf, die den Bestimmungen des Hauses nur dadurch entsprechen, daß sie zurückgeblieben sind, wobei sie psychotisch oder postautistisch sind.

In diesen Fällen sollte man den MPZ die Qualifikation und die zusätzlich erforderliche Arbeit anerkennen und die notwendigen Stellen für die psychotherapeutische Behandlung gewähren.

Im übrigen liegt der Schwerpunkt der MPZ mehr in der Psychoanalyse. Davon konnte ich mich selbst überzeugen: Schwer zurückgebliebenen Kinder, die wir wegen ihrer massiven psychologischen Probleme bei uns aufgenommen hatten, machten dort große Fortschritte. Meine Psychoanalytiker-Kollegen, die die zurückgebliebenen Kinder behandeln, beobachten sehr sorgfältig und verantwortungsbewußt deren Psyche und versuchen, den psychotischen Teil davon zu trennen. Dabei haben sie ständig das Leiden des Kindes im Auge, das sich immer in gewisser Weise seiner Besonderheit und seiner Behinderung bewußt ist.

Es gibt auch Fälle, in denen ein MPZ mit Recht zu empfehlen ist. Manche Kinder überwinden ihren Autismus, indem sie sich in einer Art geistiger Zurückgebliebenheit einrichten, die sie relativ bequem vor ihren Ängsten und ihrem Kummer schützt. Wenn sie die Tagesklinik verlassen haben, sind sie zum Leben in Gruppen und zur nonverbalen Kommunikation fähig. In diesem Fall können sie auch ins Gruppenleben eines MPZ integriert werden und somit dessen Aufgaben unter solchen Bedingungen entsprechen. Sie profitieren dann von den Erziehungsangeboten der medizinisch-pädagogischen Zentren.

Wohin kommen Fabien und Lili?

Lili wurde von einem Kollegen, der ebenfalls eine anspruchsvolle Tagesklinik leitet, hinsichtlich ihrer Schulfähigkeit untersucht. Dabei kam er, wie übrigens auch ich, zu der Ansicht, daß sie nicht mehr autistisch ist. Nur aus Platzgründen konnte er sie nicht bei sich aufnehmen. So wurde sie von einer anderen Pariser Tagesklinik bereitwillig aufgenommen, die Lili heute noch besucht.

Nachdem Fabien von einer Tagesklinik abgelehnt wurde, konnte er in einem der medizinisch-pädagogischen Zentren unterzukommen. Dieses MPZ war zu dem Experiment unter der Bedingung bereit, daß wir bei uns erforderlichenfalls das Psychodrama fortführten. Ich habe natürlich zugestimmt unter der Bedingung, daß Fabiens Eltern das wünschten, was aber bisher nicht der Fall ist.

Ich frage mich manchmal, ob die auf Zufällen beruhenden Anfragen der Eltern bei bestimmten Institutionen und deren Möglichkeiten nicht zu völlig entgegengesetzten Orientierungen hätten führen können. Natürlich ist man zufrieden, daß beide ein Team gefunden haben, das mit ihnen arbeiten will. Doch ist es mir unerträglich, daß jeder Abgang und Wechsel für das Kind zu einem Abenteuer wird, dessen Ausgang sehr ungewiß ist. Seine zukünftige Behandlung darf auf keinen Fall zu einem Glücksspiel werden.

Elterninitiative

Laut und deutlich möchte ich den Eltern autistischer Kinder sagen, daß sie sich bei der Suche nach einer therapeutischen Einrichtung große Mühe geben müssen. Da es uns an einer Organisation mangelt, die jedem Kind einen Platz zuweisen würde, sind die Eltern gezwungen, initiativ zu werden – meiner Meinung nach der einzige Vorteil des Fehlens einer solchen Organisation. Sie sollten mindestens sechs Monate im voraus viele verschiedene Einrichtungen besuchen und begutachten. Und da mit einer Absage seitens einer Institution zu rechnen ist, müssen die Eltern verschiedene Möglichkeiten zur Auswahl haben: Es ist ein Dschungel, in dem das harte Gesetz von Angebot und Nachfrage herrscht.

Besonders dynamische Eltern vermögen die Teams davon zu überzeugen, wie sehr sie sich um ihr Kind bemühen, was diese wiederum ermutigt, es unter ihre Fittiche zu nehmen. Einrichtungen, die mehr Anfragen als Plätze zur Verfügung haben, nehmen oft nach Eingang der Anfragen auf. Die therapeutischen Einrichtungen etwa unter Hinweis auf politische Beziehungen zur Aufnahme eines Kindes zwingen zu wollen, ist sinnlos und hat oftmals nur den gegenteiligen Effekt.

Die Entwicklung von Autisten nach der Jugend

Am Ende der Jugend stellen sich neue Probleme, einen Therapieplatz zu finden, die genauso schlimm, wenn nicht noch schlimmer sind. Unsere Gesellschaft geht mit jungen Erwachsenen weniger zartfühlend um als mit Kindern. Manchen ehemaligen Autisten gelingt die Selbständigkeit mittels einer Lohnarbeit – freilich im Rahmen eines Behindertenstatus entweder in einem normalen Unternehmen oder an einem sogenannten »behüteten Arbeitsplatz«. Es gibt einen erheblichen Mangel an solchen »behüteten Arbeitsplätzen«, wobei es zur Zeit einen Trend in der Gesellschaft gibt, daß sich solche Arbeitsplätze mehr und mehr durch eigene kommerzielle Profite finanzieren sollen. Einerseits ist dieser Gedanke interessant, da er die Behinderten in die Arbeitswelt integriert, andererseits pervertiert und gefährdet er auch das Einstellungsverhalten der Betreiber dieser »behüteten Arbeitsplätze«, die eben dazu angehalten sind, Behinderte einzustellen. Die Leiter dieser Einrichtungen, die ich gelegentlich während administrativer, kollegialer Versammlungen treffe, sind wegen dieser Entwicklung sehr beunruhigt, da sie mit einem allgemeinen Abbau der Psychiatrie und Medizin einhergeht, wie wir ihn bereits oben beklagt haben. Erinnern möchte ich an die Schließung mancher italienischen psychiatrischen Anstalten in den siebziger Jahren, die einen erheblichen Anstieg der Todesrate unter Geisteskranken zur Folge hatte. Gutgemeinte antipsychiatrische Ideen verbinden sich gelegentlich mit übelstem Egoismus.

Diesen Kampf sollten die Elternverbände vereint aufnehmen. Sowohl die Vormundschaftsbehörden als auch die Gesundheitsministerien sind demgegenüber überhaupt sehr aufgeschlossen, mehr noch: Auch sie wünschen die Schaffung neuer Ausbildungseinrichtungen der oben beschriebenen Art. Die brisante Frage ist nur: unter welchen Bedingungen und mit welchem Budget?

Paradoxe Betäubung: der Antrag »Creton«

Das französische Parlament, die Nationalversammlung, hat den Antrag des Schauspielers Creton angenommen, der es unannehmbar fand, daß Jugendliche, die eine bestimmte Altersgrenze erreicht haben, automatisch aus den therapeutischen Einrichtungen für Jugendliche entlassen werden, ohne daß eine andere Lösung gefunden würde. Der Mann hat recht, das ist inakzeptabel. Doch die Lösung, ihnen zwei weitere Jahre zu gewähren, bedeutet lediglich einen Aufschub für die Jugendlichen dieses Alters.

Bei der Reihenuntersuchung zur geistigen Gesundheit anläßlich der Musterung fürs Militär lautet eine Aufgabe: »Nach einem Zugunglück hatte die französische Eisenbahn festgestellt, daß sich die meisten der Opfer beim Zusammenstoß zweier Züge im hintersten Wagen befanden, und hat deswegen entschieden, den letzten Wagen abzuhängen. Wie denken Sie darüber?« Von ähnlicher Art ist die Lösung unseres Problems durch den Gesetzgeber. Was ist geschehen?

Die therapeutischen Einrichtungen für Heranwachsende, die keine Patienten mehr entlassen durften, können aus Platzmangel auch keine neuen mehr aufnehmen. Alles wird also auf jene Einrichtungen abgewälzt, die Kinder zwischen sechs und vierzehn Jahren aufnehmen. Die wiederum verfügen fortan über weniger Platz, um alle Kinder aufzunehmen, die wir ihnen schicken wollen ... Bravo, welch wirkungsvolle Entscheidung! Unsere Tagesklinik nun ist spezialisiert auf Kinder im Vorschulalter. Sollen wir diese Altersgrenze jetzt auch um zwei weitere Jahre verschieben? Dabei ist doch bekannt, daß man so frühzeitig wie möglich in den Entwicklungsprozeß eingreifen muß ...

Es wäre verantwortlicher gewesen, wenn man die notwendigen Zulassungsvoraussetzungen aus Gründen der Würde und aus Respekt vor jenen jungen Erwachsenen, die unsere Solidarität so sehr benötigen, gelockert hätte.

Auftauchen aus dem Autismus: Beginn menschlichen Leidens oder der Freude am Austausch?

Auch wenn einige Kinder ewig im Autismus bleiben und andere ihren Frieden in einer Art geistiger Dumpfheit finden, entwickeln sich doch die vom Glück am meisten Begünstigten auf originelle Weise, gleichwohl ohne zu einem gewöhnlichen Schicksal zu finden. So haben sie teil an der zwischenmenschlichen Kommunikation, an der Autonomie, aber auch an dem Bewußtsein der Einsamkeit.

Ich erinnere mich an ein Gespräch zwischen einer ehemaligen Autistin und dem sie seinerzeit behandelnden Psychoanalytiker. Sie arbeitete auf einem »behüteten Arbeitsplatz« in einem normalen Unternehmen. Mit jener etwas merkwürdigen und metallischen Stimme, wie sie Autisten zu eigen ist, die erst spät zu sprechen begonnen haben, fragte sie ihren Arzt, ob er nicht einen Mann kenne, der sie heiraten würde. Tatsächlich hatte sie bereits einen Annäherungsversuch bei einem Kollegen gemacht. Obwohl erfolglos, versuchte sie ihn zu überzeugen. »Ich habe ihm gesagt, daß wir beide ja nun nicht mehr die Jüngsten seien«, vertraute sie dem Arzt an, »daß wir eines Tages alt wären und sterben müßten. Und daß es besser sei, wenn man nicht allein wäre.« Die Frau hat recht. Doch gerade das hatte ihren Kollegen veranlaßt, sofort vor ihr die Flucht zu ergreifen. Wahrscheinlich bilden wir aus diesem Grund

Partnerschaften, auch wenn wir es selbst nicht wahrhaben wollen. Wir teilen die Illusion einer Liebe, die den Tod zu besiegen vermag. Und das verbindet uns in Wirklichkeit.

Wenn die autistischen Kinder durch ihren Autismus vor allen Ängsten geschützt wären, sollten wir vielleicht zögern, ehe wir sie von ihrem Autismus heilen – und uns fragen, ob wir sie dadurch dem allgemeinen Leid der Menschheit aussetzen sollen. Heute wissen wir allerdings, daß dem nicht so ist, daß auch sie leiden, was schließlich ihre Schreie bezeugen. Weil sie für uns so fremd klingen, sind wir ihnen gegenüber weniger sensibel. Hingegen rührt uns der Wunsch dieser Frau, angesichts des Todes nicht allein sein zu wollen, ganz direkt.

Der Zugang zur zwischenmenschlichen Kommunikation führt nicht nur zur Erkenntnis der Einsamkeit, sondern ermöglicht auch die Teilhabe an zwischenmenschlichen Freuden. Deshalb halte ich auch die einfachen Erfahrungen von Alltagsfreuden der Kindheit für eine wichtige Bereicherung. Manche Kinder schaffen es, sich humorvoll über uns lustig zu machen und dabei Lachanfälle zu bekommen. Es gelingt ihnen, eine Aufregung mit anderen Kindern zu teilen. Lili, Fabien und andere Kinder werden dadurch später die Möglichkeit haben, von einem anderen Liebe und Zärtlichkeit zu verlangen, ohne ihm angst zu machen.

Unser Wissen vom Menschen bereichern

Vom Erwachsenen zum Kind, vom Kind zu uns selbst

Von unserer Reise in den Autismus bringen wir Fragen mit zurück, die uns selbst angehen. Nicht zufällig existieren unter Analytikern vielfältige gegenseitige Beziehungen: So war der Erwachsenen-Psychoanalytiker Wilfried Ruprecht Bion, der vor etwa zehn Jahren starb, Analytiker von Tustin und Meltzer eine Art Schüler von ihm. Wären seine Schriften nicht so schwerverständlich, wäre es nur gerecht, daß auch Bion außerhalb psychoanalytischer Kreise so bekannt wie Freud oder Mélanie Klein wäre. Bei seiner Erforschung der menschlichen Psyche hatte er eine erstaunliche Fähigkeit, über das Offensichtliche hinauszugehen. Am Ende seines Lebens gab er eine Erklärung für diese Neigung, die er mit seiner persönlichen Lebensgeschichte in Verbindung brachte.

Wilfried Ruprecht Bion wurde in Indien von seinem Vater, einem Militär, erzogen. Der erzog ihn – ihm zufolge – gleichgültig und ohne wirkliche menschliche Wärme. Dabei wurde seine Persönlichkeit zu einer Art Fassade ausgebildet, die seine affektive Leere verdecken sollte. Sein tapferes Verhalten als Führer eines Panzerregiments im Ersten Weltkrieg hatte ihn die Nichtigkeit sozialer Konventionen gelehrt. Er wurde mit dem sinnlosen und brutalen Tod seiner Freunde und anderer Männer konfrontiert, die in den geborstenen Panzern durch feindliche Granaten starben. Die Fassade seiner Persönlichkeit ist daraufhin in Stücke zerbrochen, das Leben hatte seinen Sinn verloren.

Womöglich war er in diesen Augenblicken den Todesängsten jener erwachsenen Psychotiker am nächsten, denen er sich später widmen sollte. Nach einer Analyse konnte er seine Persönlichkeit wiederherstellen und eine große Begabung entfalten. Er hat sich den Geheimnissen unseres Denkvermögens gewidmet und versucht zu begreifen, was er den »Apparat zum Denken von Gedanken« nannte. Die Psychotiker, deren Analyse auf der Couch er nicht scheute, lehrten ihn, daß die zwischenmenschliche Kommunikation diverse unterschwellige Register hat. Das führte ihn zu der sehr eigenständigen Beschreibung der ursprünglichen und direkten Kommunikation zwischen Mutter und Kind, die ihre Entsprechung, wie er fand, zum Kontakt zwischen dem Psychoanalytiker und seinem Patienten habe. Wie Lacan hat auch Bion versucht, ein quasi mathematisches Modell der menschlichen Kommunikation zu entwerfen. Am Ende seines Lebens ist er jedoch dahin zurückgekehrt, die Wichtigkeit des Austausches der Gefühle hervorzuheben als der einzigen, wahren und letzten Kenntnis.

Ihrerseits helfen uns auch die autistischen Kinder, über das Offensichtliche in den Gedanken und Fragen über uns selbst hinauszugehen, indem sie Grenzen sprengen.

Gibt es in uns autistische Elemente?

Die sich mit autistischen Kindern beschäftigenden Psychoanalytiker horchen jedesmal auf, wenn sie bei ihren Patienten neue Töne erkennen. Das betrifft ihre Angst vor Kontakten – also vor der Liebe –, die zur Einsamkeit verdammt oder zur Oberflächlichkeit. Man versteht sie besser, wenn man sich an die haftende Anhänglichkeit erinnert und den

Riß, den die Trennung bedeutet. Andere Patienten kommen zur Analyse, wollen sich jedoch auf keinen Fall verändern. Sie benutzen die Analyse nur zu dem Ziel, wie die Autisten die Zeit anzuhalten.

Aber können wir selbst so gut Trennungen oder das unerbittliche Verrinnen der Zeit ertragen?

Haß auf die Person, Angst vor der Person

Unser Jahrhundert hat das traurige Privileg genossen, uns den Menschen als ein besonderes Objekt des Hasses vor Augen zu führen, jenes Hasses, der auf die Person des anderen zielt. Es genügt nicht, ihn aufzuschlitzen, man muß auch noch die Identität des anderen zerstören: Völkermorde, Konzentrationslager und totalitäre Regime zeugen davon. Aber wie viele Menschen hängen dem Wahnsinn der Demiurgen an, daß er Realität wird? Löst sich nicht vor allem deren eigene Identität auf? Der Mensch als Opfer kafkaesker, unvermeidlich zum Tode führender Prozesse, die ihm ein totalitäres Regime aufzwingt – warum unterzeichnet er Geständnisse, die sein Aufbegehren auslöschen? Der kindliche Autismus und dessen Flucht in das Nichtsein lehren uns, daß es unter allen Menschen die Tendenz zur Auflösung, zur Selbstaufgabe, zur Selbstentfremdung gibt und die Tendenz, nicht mehr Subjekt seiner eigenen Wünsche und Spannungen zu sein. Dabei ist jene Raserei am Werk, die Freud den »Todestrieb« genannt hat. Ehe er als Aggression nach außen entweicht, wendet er sich gegen die eigene Person.

Ist es für uns nicht jeden Abend, wenn wir uns schlafen legen, notwendig, ein Ende zu akzeptieren, das Ende dieses Tages, und unser Bewußtsein sich auflösen zu lassen?

Die vielen unter uns, die schlecht schlafen, haben vermutlich Angst vor diesem Augenblick des Treibens in ein Nichts, als ob es ihnen zu mächtig erschiene.

Leiden vermeiden

Der kindliche Autismus zeigt, daß die schwerste psychische Verstümmelung aus der Vermeidung unerträglichen Leides resultieren kann. Jeder Mensch muß lernen, durch den Schmerz hindurchzugehen, ohne ihn zu fliehen oder einzukapseln um den Preis der Amputation des eigenen Seins. Hier haben wir bereits eine Definition der analytischen Arbeit, denn wenn der Schmerz zu stark wird, kann man ihn nicht mehr allein aushalten. Der Analytiker ist dazu da, seinen Patienten in den Gefühlsstürmen zu begleiten, und zwar bis zu jenem Punkt, wo der Patient, der die Erfahrung gemacht hat, daß er in ihnen überleben kann, seine Fähigkeiten zum Nutzen seines Lebenstriebs einsetzen kann.

Auf andere zugehen

Lili und Fabien haben uns gezeigt, daß das nicht von allein geht. Wir hatten das Glück, daß wir aus uns herausgekommen sind, sei es, weil wir seit unserer Geburt aus genetischen Gründen die Fähigkeit dazu besitzen, sei es, weil ein Vater und eine Mutter bei unserer Geburt für uns da waren, die diese Bewegung in sich aufgenommen haben. Wenn wir verliebt sind, vermindert sich unsere eigene Wichtigkeit gegenüber der oder dem Geliebten enorm. Um unsere Liebesfähigkeit zu stärken, schöpfen wir aus den Reserven unseres Narzißmus. Lieben sich Narzisse zu sehr oder zu wenig, wenn sie diese Investition in einen anderen Menschen dermaßen fürchten? Um ihnen zu helfen, wäre die Kenntnis der ursprünglichen Liebesmechanismen von großem Vorteil.

Das Erkenntnisvermögen

Es ist in sich selbst ein Rätsel: Ist es eine Art Appetit des Geistes, der sich aus körperlicher und sexueller Energie gleichsam ernährt wie erschöpft? Blockierungen, ob bei uns oder unseren Kindern, verlaufen in derselben Richtung: Hemmung hat sowohl auf intellektueller wie auf sexueller Ebene verheerende Folgen. Die Rolle, die das Gefühl bei Eltern und Erziehern spielt, offenbart zugleich deren tiefe psychische Verwicklung, damit ein Kind nicht nur Erkenntnis, sondern auch die Freuden des Kennenlernens erwerben kann. Nach Bion ist neben der Liebe und dem Haß die Fähigkeit zur Erkenntnis einer der drei Grundpfeiler der menschlichen Psyche. Erst diese erlaubt nach Bion ein »psychisches Wachstum«.

Das »psychische Wachstum«

Bereits sein Fehlen allein könnte den kindlichen Autismus auslösen. Wenn man darin freilich einen Defekt bei der Entstehung des Autismus sehen müßte – und sich damit abfinden würde –, müßten sich Bions und meine Wege trennen. Aber diese Formulierung zur Beschreibung der vitalen Probleme des Autisten trifft genau zu. »Psychisches Wachstum« ist nicht auf ein bestimmtes Alter begrenzt, es betrifft auch uns. Unsere Lebenserfahrungen, unsere Liebesbeziehungen, auch unsere Tragödien und Freuden – sie alle vermögen die Fähigkeiten unseres Gefühls und Geistes zu erweitern. Ich jedenfalls hoffe, daß sie noch weiter wachsen ... Dennoch stellen wir gelegentlich bei uns eine Erstarrung fest, müssen erkennen, daß Desinteresse und Routine die Oberhand gewinnen. Der analytische Bereich, ein Experimentierfeld, wo Leben und Tod gegeneinander antreten, ist ein außergewöhnliches Werkzeug im Dienst des »psychischen Wachstums«. Entgegen der Angst, die einige Künstler gegenüber der Psychoanalyse empfinden, fördert diese die Kreativität. Es besteht kein Zweifel daran, daß wir in dem Maß, in dem wir bei autistischen Kindern die Schwierigkeiten bei der Entstehung des Denkens und der Persönlichkeit und das paradox anmutende frühzeitige Auftauchen eines ästhetischen Interesses begreifen, gleichsam in die Kenntnis der Wurzeln künstlerischen Schaffens vordringen.

Als Gegenleistung für all das, was wir von den autistischen Kindern lernen können, sind wir es ihnen schuldig, daß wir sie nicht mit ihren Ängsten und in ihrer Abgeschlossenheit alleinlassen und daß wir ihre Menschlichkeit respektieren, auch und vor allem, wenn diese in Leiden besteht.

Anmerkungen zum Text

1 Medizinisch gesehen ist ein Syndrom die Verbindung von Symptomen und Zeichen, die normalerweise zusammen auftreten. Um ein klassisches und einfaches Beispiel zu nennen, ist die Verbindung von Röte, Schmerz und Hitze das Syndrom der Entzündung. Das sagt jedoch nichts über Herkunft und Ursache dieser Entzündung aus. Seine Entstehung kann auf starke Sonnenstrahlen, einen heftigen Schlag oder auch auf Rheumatismus zurückgehen.

2 Die Übersetzung des Artikels von Leo Kanner findet sich in dem Buch von Gérard Berquez, dem wir wesentliche Aussagen verdanken und aus dem die Auszüge und Zitate dieses Textes stammen: *L'Autisme infantile,* Presses universitaires de France, 1983.

3 Margaret Mahler: *Infantile Psychosis and Early Contributions,* New York 1979.

4 Von J. S. Cohn und E. Z. Tronick.

5 Frances Tustin: *Autism and Childhood Psychosis,* London 1972.

6 Frances Tustin: *Autistische Zustände bei Kindern,* Stuttgart 1989.

7 Erschienen bei Seuil, Paris 1989.

8 Donald Meltzer: *Traumleben. Eine Überprüfung der psychoanalytischen Theorie und Technik,* München 1988.

9 »Autisme, la vérité refusée«, erschienen in *Le Monde* vom 14. Februar 1985.

10 Eric Schopler, R. J. Reichler u. a.: *Förderung autistischer Kinder und entwicklungsbehinderter Kinder,* Dortmund 1981.

11 Zitiert in: *Nouvelle Revue de Psychoanalyse,* Nr. 43, 1991, Gallimard, Paris.

12 Arbeiten der Forschungsgruppe von Professor J.-L. Mandel.

13 A. Jacquart weist darauf hin, daß sich der Katholizismus sogar auf dominierende Weise per Chromosom vererbt!

14 Donald Winnicott: *Familie und individuelle Entwicklung,* München 1978.

15 Françoise Lefèvre: »Le Petit Prince cannibale«, erschienen in »*Actes Sud*«, Hg. Hubert Nyssen, Arles 1990.

16 Zum Beispiel »Wunder der Liebe«, TV-Film von Glenn Jordan, ausgestrahlt am 27. 11. 1990 im *Zweiten Kanal* des französischen Fernsehens.

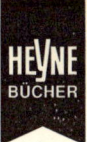

erlebt & erfahren

Authentische Berichte über erschütternde Schicksale
und beeindruckende Lebenswege.

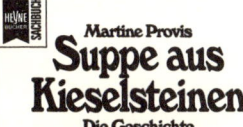

Martine Provis
Suppe aus Kieselsteinen
Die Geschichte
einer verlorenen Kindheit

19/2046

Außerdem erschienen:

Karin Jäckel
Du bist doch mein Vater
*Der schockierende Bericht
eines Inzestopfers*
19/2037

Anja Meister
Fremd im eigenen Körper
*Von Marietta zu Mario -
Die Geschichte einer Geschlechts-
umwandlung*
19/2030

Yvette Pierpaoli
Eine Frau für tausend Kinder
Mein abenteuerliches Leben
19/2045

Ellen Plasil
... und meine Seele weint
*Der schockierende Bericht einer
Frau, die von ihrem Therapeuten
mißbraucht wurde*
19/2026

Ruth Sidransky
**Wenn ihr mich doch hören
könntet**
Kindsein in einer stummen Welt
19/2035

Wilhelm Heyne Verlag
München

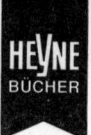

Mehr Gesundheit durch alternative und ganzheitliche Heilmethoden

Wilhelm Heyne Verlag
München

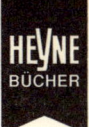

HEYNE
BÜCHER

Psychologie im Gespräch

Aktuelle Themen in »Psychologie Heute«-Büchern bei Heyne

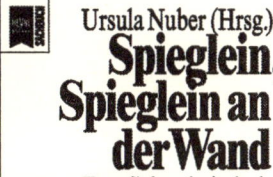

Ursula Nuber (Hrsg.)
Spieglein, Spieglein an der Wand
Der Schönheitskult und die Frauen

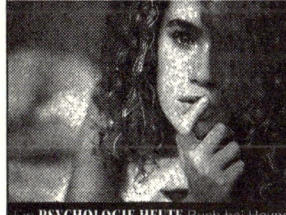

Ein PSYCHOLOGIE HEUTE Buch bei Heyne

19/5018

Außerdem erschienen:

Heiko Ernst (Hrsg.)
Der innere Kosmos
Gespräche mit Psychologen
19/5012

Innenwelten
Gespräche mit Psychologen
19/5016

Carmen Posadas
Das Rebecca-Syndrom
19/5019

Arman Sahihi
Designer-Drogen
Gift, Sucht und Szene
19/5020

Wilhelm Heyne Verlag
München

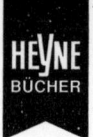

Stichwort

Information und Wissen in kompakter Form.
»Die Taschenbuch-Reihe gibt knappe, übersichtliche und
aktuelle Auskünfte zu den jeweiligen Themen.«
WESTFÄLISCHE RUNDSCHAU

Wilhelm Heyne Verlag
München